血糖値が下がる！ 体重が減る！

スロー《SLOW》な糖質制限

三楽病院附属
生活習慣病クリニック
名誉院長

田上幹樹

唯学書房

はじめに

1980年代、バブルとともにやってきて、その熱狂が去ったあとの日本に残されたのは、欧米型の食習慣や美食、グルメ志向などでした。そのおかげで、腎臓病や高血圧を中心に診療していた私の外来は、糖尿病急増という時代の奔流に巻き込まれます。まず糖尿病腎症の患者が増え、続いて合併症のない糖尿病患者もどんどん受診に訪れるようになり、瞬く間に〝糖尿病外来〟に変身してしまったのです。

現代日本の国民病ともいえる糖尿病は、この15年ほどで患者とその予備軍が急増、今や2000万人を超え、実に6人に1人以上が該当するという惨状になっています。

糖尿病は心疾患、脳疾患、そして死をも招く、大変恐ろしい病気です。にもかかわらず、医者に「血糖値が高いですよ」「糖尿病ですね」と言われても、自覚症状がなかなか現れないのに加え、〝みんなで渡れば怖くない〟的な意識も手伝ってか、概して危機感に乏しいのが現実です。

まさに後悔先に立たず。すでに糖尿病と診断されている方はもちろん、高血糖に心当たりのある方は、手遅れに、命取りにならないよう、今すぐ数値改善のために行動を起こしてください。その最善の方法として本書が提案するのが、食生活における「スローな糖質制限」です。


血糖コントロールの鍵は食事にあります。

健康な人にとって食事は、人生最高の楽しみの一つ。おいしく、楽しく、心ゆくまで堪能できればこれに勝る喜びはありませんね。いっぽう、糖尿病の人にとって食事は、最も重要な治療法の一つ。糖尿病治療の基本は昔も今も食事療法です。遠く紀元前から、なにをどう食べればこの病を抑えられるか、試行錯誤が繰り返されてきました。

そして近年まで、食事療法＝エネルギー制限食でした。まずいし量も足りないと大変な不評のうえ、毎食のエネルギー計算が非常に面倒で、「もう勘弁して！」と挫折する患者さんがあとを絶ちません。でも私には、ひたすらそれを押しつけるしか手立てがありませんでした。

しかし21世紀に入ると、糖質制限食が注目を集めるようになります。これはエネルギー量ではなく糖質量を減らす食事療法で、基本的には脂質やタンパク質の量を制限しません。そのためエネルギー制限食に比べ、「ずっとおいしい」「グンと続けやすい」という、患者にも医者にも歓迎すべき大きな利点があります。そして私は患者さんへの介入試験や自らの実体験から、〝緩やかな〟糖質制限こそが、最も無理なく血糖値を下げる方法であるという結論に至りました。以来診察時には、主食は少なめに、間食はなるべくしないで、野菜をしっかり食べて……と、その基本を繰り返し話しています。高血糖ではありませんが、私自身もこの方法を続けて体調を管理しています。

この本がタイトルでうたっている〝スローな〟には、「ゆっくりと時間をかけて」「緩やかな改善を目指して」「精神的・物理的に無理をせずに」などの意味が込められています。詳しくは本文に譲りますが、あくまで無理のない範囲で徐々に食習慣を変えることで、徐々に数値を改善していく。きついな、と感じたら頑張りすぎず、ときには手綱を緩めながら長く続けていく。それが血糖コントロール成功の秘訣です。

本書では、この方法を実践する過程で皆さんが抱くであろうさまざまな疑問に、できるだけ現実に即した、具体的な例をあげて答えるよう心がけました。ぜひそれらを参考にしながら、スローな糖質制限にトライしてみてください。

必ずうまくいきます。血糖値は下がります。私はそう確信しています。

田上　幹樹

血糖値が下がる！　体重が減る！

スローな糖質制限

目次

Q

実例①

スローな糖質制限 CASE STUDY 2
お酒とソフトドリンクの飲み方は?

Q

Q

スローな糖質制限 CASE STUDY 3

間食・おやつの摂り方は？

Q

スローな糖質制限 CASE STUDY 4

食生活・食習慣の考え方は？

スローな糖質制限 CASE STUDY 6

食品ごとの捉え方は？

Q

スローな糖質制限 CASE STUDY 7

外食・惣菜購入時の工夫の仕方は？

Q

糖尿病最前線

スローな糖質制限を始める前に自己チェック

あなたの糖尿病危険度は？

まず以下の項目中、現在の自分にあてはまると思うものすべてにチェックを入れましょう。次に要注意度、危険度で自分の身体の状態を確認したら、常にそれを念頭に本文を読むようにしてください。

❶ 生活・習慣・嗜好などについて

□太っているほうだ
□運動不足だ　運動はしていない
□食事はいつも満腹するまで食べる

□脂っこいものが好きだ
□甘いものが好きだ
□野菜や海草類は嫌いだ
□朝食は食べないことが多い
□食事時間が不規則だ
□夕食の時間が遅い（8時以降）
□外食することが多い
□必ず間食をする
□夕食でご飯（白米）をお代わりする
□習慣的に酒を飲んでいる
□3食のほかに毎日晩酌をしている
□夜食を摂ることが多い
□ペットボトルのジュース、清涼飲料水、ドリンク剤をよく飲む
□ストレスの多い生活で、気分が休まらない

□40歳以上だ

□家族や親戚に糖尿病の人がいる

❷ 身体の変化・体調・症状などについて

□近頃急に太った

□食欲がありすぎて、いくらでも食べられる

□十分食べているのに痩せる

□いつも全身がだるい

□少し動いただけでも疲れやすい

□視力が落ちた　目がかすんだり、ものが二重に見える

□異常にのどが渇く
□足がむくむ
□尿の回数が増えた
□尿の量が多くなった
□尿から甘い臭いがする　尿の臭いが気になる

③ 定期健康診断などの結果から

□ＢＭＩ（体格指数）が25以上
□空腹時血糖値が１１０mg／dl以上
□ＨｂＡ１ｃが６・０％（ＮＧＳＰ）以上

□ＬＤＬコレステロールが１４０㎎／dl以上
□ＨＤＬコレステロールが40㎎／dl未満
□中性脂肪が１５０㎎／dl以上

あなたの糖尿病危険度は？

（次ページへつづく）

あなたの現在の糖尿病要注意度・危険度

❶生活・習慣・嗜好など → 19項目中**10項目以上**に該当したら**要注意**です。

❷身体の変化・体調・症状など → 11項目中**3項目以上**に該当したら**要注意**、**5項目以上**に該当したら**危険な状態**です。

❸定期健康診断などの結果 → 6項目中**1項目でも該当**したら**要注意**な状態です。

スローな糖質制限キーワード

ここでは、本書を読み進めるうえで理解がよりスムーズになるよう、ポイントになる言葉をできるだけ平易に解説しています。先に読んで、概略を理解しておいてください。

血糖値

血液中に含まれるブドウ糖（＝血糖）の濃度のこと。空腹時血糖検査で70～１０９mg／dlが正常範囲。糖尿病は１２６mg／dl以上。

ＨbＡ１c（糖化ヘモグロビン）

化学的に安定しているため、日常の診療における過去1～2か月間の血糖コントロール状態の指標として、世界的に使用されている。健康診断前日に禁酒や節食をして数値を下げようとする人がいるが、ＨｂＡ１ｃは短期的な影響を受けない。

インスリン

血糖値を下げる唯一のホルモンで、膵臓から分泌される。食事をして血糖値が上がるとインスリンが分泌され、血液中のブドウ糖を減らして正常な血糖値に戻す働きをする。糖尿病の改善に欠かせない。しかし脂肪をため込む作用もあるので、肥満の原因にもなる。

2型糖尿病

糖尿病患者の95％を占める。生活習慣の乱れ（食べ過ぎ、運動不足、ストレスなど）と、その結果起こる肥満、それに遺伝的素因が絡んで発症すると考えられている。

糖尿病予備軍

糖尿病に進む恐れのある境界型糖尿病の別名。空腹時血糖１１０～１２５㎎／dl、ＨｂＡ１ｃ ６・０～６・４％の場合を指す。これらを正常範囲まで改善すれば、予備軍ではなくなる。

ＢＭＩ（Body Mass Index）

肥満度の目安となる体格指数。この値が上がるにつれ、生活習慣病発症率、死亡率とも高くなる。体重（kg）÷身長^2（m）で求められ、日本人の理想体重はＢＭＩ値22の場合とされている。ＢＭＩ値25以上が肥満。

メタボリックメモリー

糖尿病発症時から約10年間の積極的な治療がもたらす、20〜30年後の合併症抑制効果のこと。治療しなかった場合に比して、明らかなアドバンテージが認められる。

糖質と糖類

「糖質」は炭水化物から食物繊維を除いたすべてのこと。体内で吸収されて身体活動のエネルギー源となる栄養素で、でんぷん、糖アルコール、オリゴ糖などがある。「糖類」は糖質の一部で、特にカロリー源となりやすいもの。砂糖や乳糖、ブドウ糖などがこれにあたる（図1）。

GI（Glycemic Index）

グリセミックは血糖のこと。同じ量の炭水化物を含んでいても、食後に血糖値を上げる力は食品によって違う。そこで、ブドウ糖を基準に、炭水化物や果物を食べたときに、血糖値がどの程度上昇するかを食品ごとに点数化したのがＧＩ値。〝ＧＩ値が高い〟といえば、食べると血糖値が上がりやすいことを意味する。

低インスリンダイエット（低GIダイエット）

インスリンの過剰分泌を促す食品を避けることで肥満を食い止め、痩せるように誘導するプログラム。ＧＩ値が低く、血糖値が上がりにくい食品を摂ることでインスリンの分泌を低く抑え、脂肪の蓄積を少なくする。

図１　炭水化物と糖質、糖類の関係

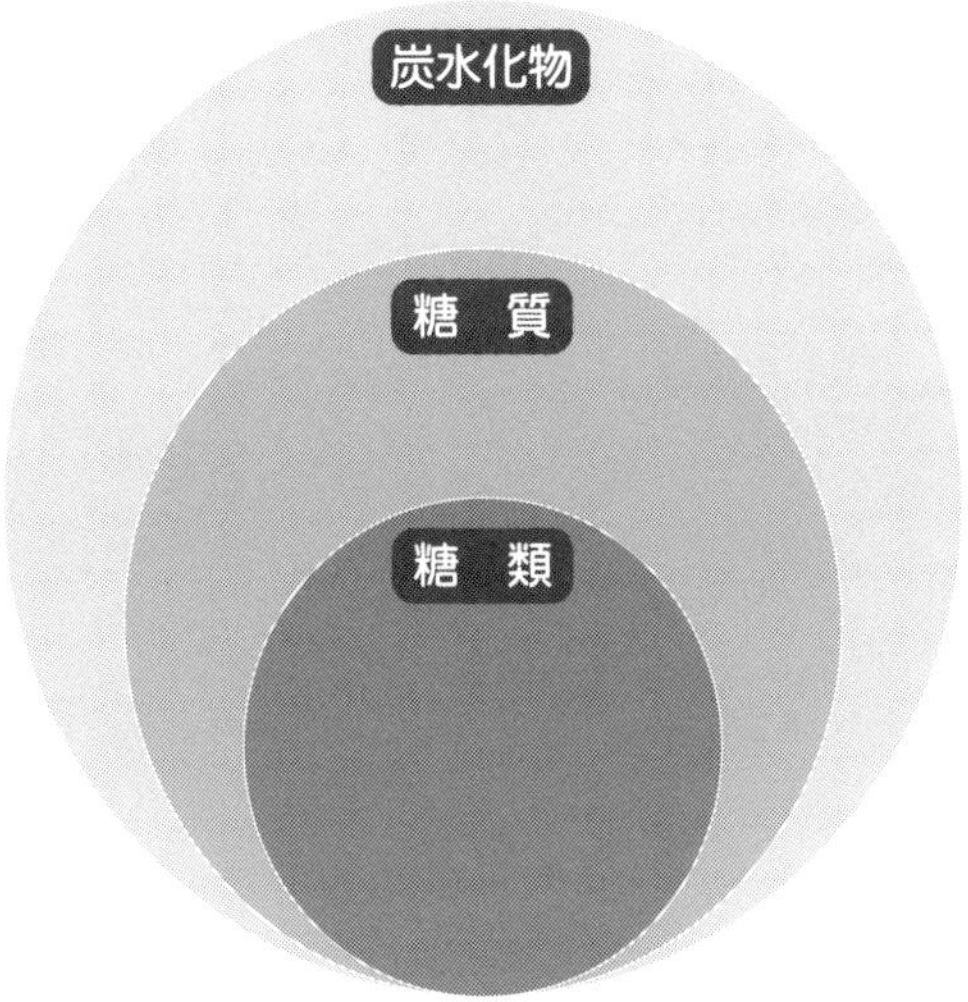

炭水化物＝	食物繊維（セルロースなど）＋糖質
糖　　質＝	多糖類（でんぷんなど） 三糖類（３分子の単糖がつながったオリゴ糖） 糖アルコール（キシリトール、ソルビトール、エリスリトールなど） 合成甘味料（アスパルテーム、スクラロース、アセスルファムカリウムなど）
糖　　類＝	二糖類（砂糖、乳糖、麦芽糖など） 単糖類（ブドウ糖、果糖など）

糖質は炭水化物の一部、糖類は糖質の一部である。炭水化物から食物繊維を除いたすべてが糖質と総称される。糖質から多糖類、糖アルコールなどを除いた、単糖類と二糖類が糖類と総称される。糖アルコールと合成甘味料を合わせて「人工甘味料」という（健康増進法に基づく栄養表示基準による）。

アトキンス・ダイエット

アメリカのロバート・アトキンス博士が考案したダイエット法で、低炭水化物（糖質）ダイエットとも呼ばれる。２０００年頃にブームを起こすが、極端な糖質制限による有害事象の報告もあり、アメリカ国内では賛否両論となった。急激な糖質制限によりケトアシドーシス（脂質の分解により生み出されるケトン体が血中に大量にある状態）が起こり、体液バランスが酸性に傾く危険も考えられる。

納得して始めるために知っておきたい

血糖値とスローな糖質制限の関係

1 肥満・糖尿病とスローな糖質制限

諸悪の根源は肥満である

もう何十年も、なんだか怪しげなものも含め、次々に新しいダイエット法が登場してはマスコミを賑わしてきました。現代人の「痩せたい願望」には果てがありません。しかしそんな流行は別にして、医学の立場から考えても、「肥満」はやはり治すべきものです。

なぜ肥満は治療しなければいけないのでしょう。それは、端的にいえば、太っていると生活習慣病（糖尿病、高血圧、脂質異常症、痛風など）になりやすいからです。そしてその結果、死亡率も高くなるからです。

最近定着してきた肥満度の目安にＢＭＩ（Body Mass Index）という体格指数があります。健康診断結果の表にも載っていますね。この値が上がるにつれ、生活習慣病発症率も死亡率も高くなることが、データによって裏付けられています。

表１　BMI値と肥満度

BMI値	
25以上　30未満	肥満１度
30以上　35未満	肥満２度
35以上　40未満	肥満３度
40以上	肥満４度
18.5以上　25未満	普通体重
18.5未満	低体重（やせ）

ＢＭＩ値は次の式で簡単に求められます。今すぐ計算してみてください。

体重（kg）÷身長^2（m）＝ＢＭＩ

データ解析の結果から、日本人については、病気が最も起こりにくいＢＭＩ値22の場合を理想体重としています。発症する危険率がその2倍になるのは、高血圧症、脂質異常症ではＢＭＩ値25、糖尿病ではＢＭＩ値27です。そしてＢＭＩ値25以上が肥満と規定されていて、数値が上がれば当然、さまざまな病気になる危険度もどんどん上がっていきます。

図２　摂取した栄養素が血糖に変わるスピード（概念図）

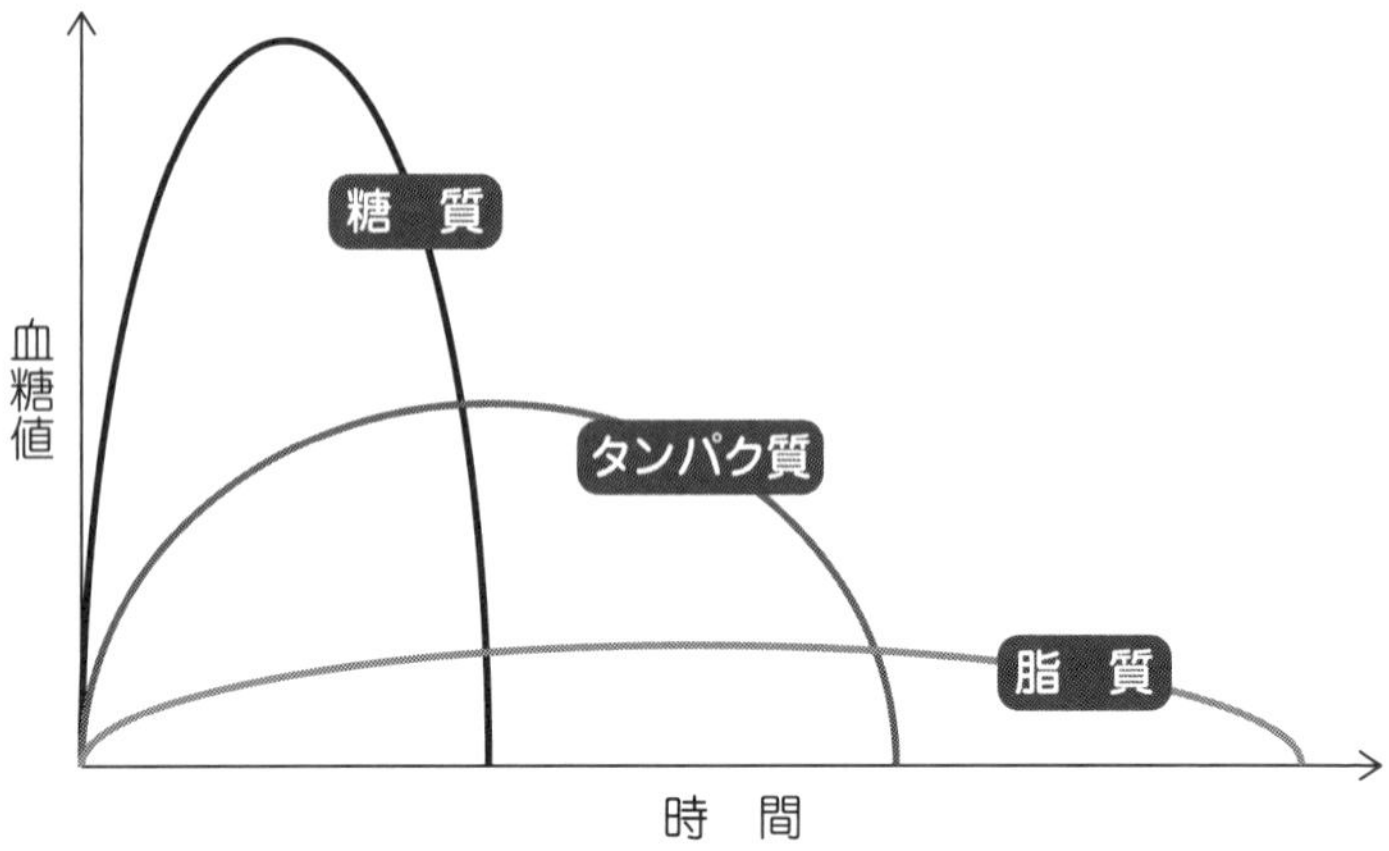

肥満と血糖値の関係は

「太る」とは皮下脂肪・内臓脂肪（中性脂肪）が増える（肥大する）ことです。

糖質（炭水化物＝白米、麺類、パン、芋、砂糖類など）を食べると、血糖値（血中のブドウ糖濃度）が急激に高くなります。すると、それを下げるために膵臓からインスリンというホルモンが分泌されます。インスリンは血中のブドウ糖を肝臓や筋肉に送り届け、そこに貯えます。しかし貯蔵できる量には限界があるため、糖質を摂りすぎて供給過剰になってしまうと、溢れたブドウ糖は脂肪細胞に送られて貯えられることになります。ただし、この

図３　血糖値上昇の悪循環

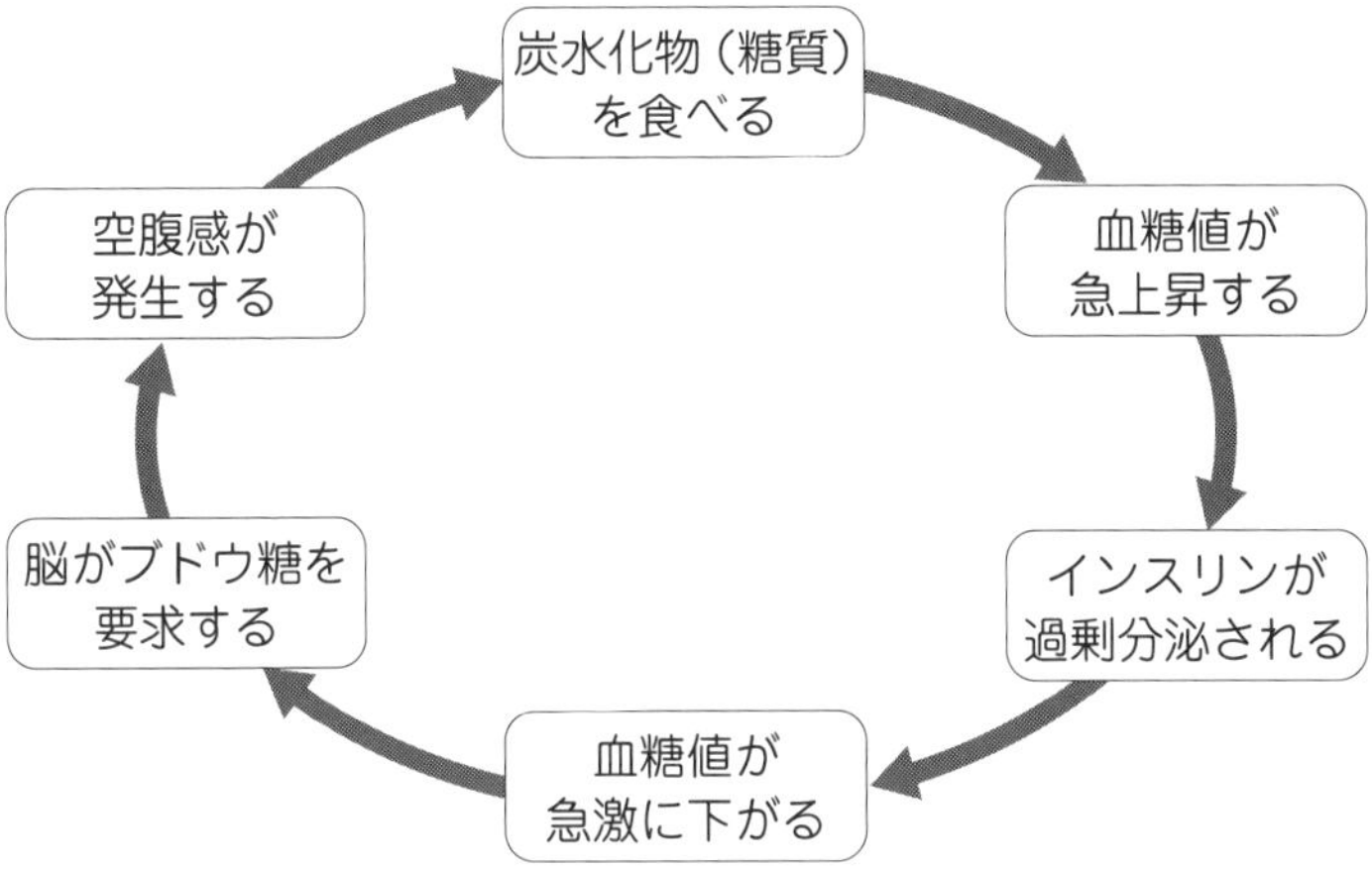
炭水化物（糖質）を食べる
血糖値が急上昇する
インスリンが過剰分泌される
血糖値が急激に下がる
脳がブドウ糖を要求する
空腹感が発生する

ときブドウ糖は脂肪（中性脂肪）に転換されてしまいます。つまり食べ過ぎると、結果として皮下脂肪、内臓脂肪が増える（＝太る）ことになります。

脂肪細胞は、太ると活発にアディポカインというホルモン様物質を分泌します。これにはインスリンの効き目を悪くする作用があり、その結果、血糖値が上がります。膵臓はインスリンの効き目の悪さを、大量にインスリンを分泌することでカバーし、血糖値を下げます。このとき、脳には唯一のエネルギー源である糖が足りないぞ、という信号が送られ、食欲が湧きます。つまり、図3に示すような悪循環に陥って太るわけです。そしてこのループを断ち切れないまま血糖値が高くなって、大量のインスリンが分泌されても血糖値が下がらない状態が続くようになると、**糖尿病**を発症します。

糖尿病とは

糖尿病になると、全身の細胞が活動するためのエネルギー源である血糖が、スムースに使われなくなります。使われない血糖が増えて血糖値が高くなりますが、怖いことに、初期には目に見えるような身体の変化、自覚症状などがありません。しかし自覚しないままこの高血糖状態を放置していると、のどの渇き、尿量の増加などの特徴的な症状が現れ、治療が必要になります。糖尿病の発症から数年経つと、全身の血管や神経が傷つき、その結果、糖尿病に関連する合併症（別の病気）を引き起こすことになります。なかでも失明の可能性もある**糖尿病網膜症**、人工透析が必要になり、死の危険もある**糖尿病腎症**、末梢神経の働きが低下して全身の感覚が鈍麻することもある**糖尿病神経障害**は、糖尿病の三大合併症と呼ばれています。

また先に述べたように、血糖値が高くなり、太って活性化した脂肪細胞がホルモン様分質（アディポカイン）を分泌、血中のインスリン濃度が高くなると、交感神経が緊張し、腎臓の食塩再吸収を増加させて、**高血圧**を招きます。さらに脂肪細胞からは血液の凝固を促進する物質も分泌され、これが**心筋梗塞**、**脳梗塞**の発症につながります。いずれも、重大な結果を招く恐ろしい病気ばかりです。

加えて最近の厚生労働省の研究で、糖尿病の人は健康な人に比べて、男性で1・27倍、女性で1・21倍、**癌**にかかりやすいという結果が出ています。また**アルツハイマー病**になる率が2・3倍という報告もあります。

食生活の欧米化が患者を増やし続ける

戦後から1980年頃まで、糖尿病は日本ではそれほど目立つ疾患ではありませんでした。しかしバブルの時代に食生活の欧米化がグンと進んだことで、患者が急増します。1990年の国民栄養調査では患者数566万人と推計されました。そしてバブルが弾けたあとも食

図４　糖尿病患者と予備軍の合計数推移

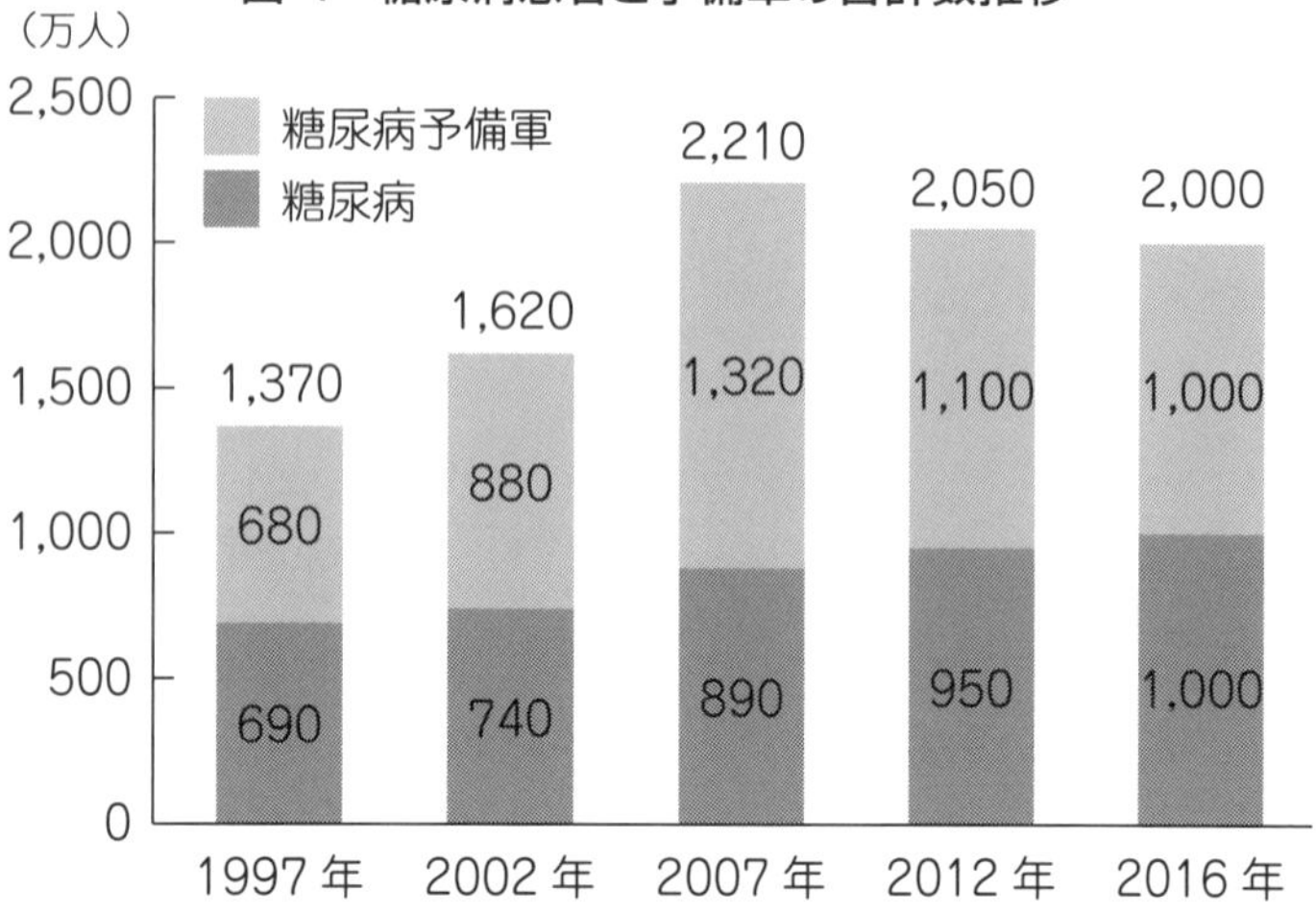

（出所）2016 年「国民健康・栄養調査」結果（厚生労働省）

の欧米化の流れは続き、１９９７年の第一回糖尿病実態調査では、有病者約６９０万人、予備軍６８０万人という結果が出ます。７年間で患者は１３０万人も増加していたのです。

その後も数字は上がり続け、最新の推定によれば、日本人の糖尿病患者は約１０００万人（二十数年で１・８倍近くにも増えています）、糖尿病予備軍も１０００万人です。合わせて２０００万人以上といえば、実に国民の６人に１人が該当することになります。患者の95％を占める**２型糖尿病**で圧倒的に多いのは中高年者ですから、この層での比率はさらに高くなります。

日本人は糖尿病を発症しやすい

よく「糖尿病は遺伝しますか」と質問されますが、これはある程度真実です。家系に糖尿病の人がいる場合は、いない家系の人より発症の確率が高くなります。また、人種的に糖尿病の素因があり、そもそも日本人は糖尿病を発症しやすいのです。黄色人種と黒人は発症しやすく、白人はしにくいことが分かっています。

糖尿病と糖尿病予備軍

糖尿病予備軍というのは、糖尿病に進む恐れのある**境界型糖尿病**の別名です。健康診断の結果を受け取ると、それぞれの項目について正常参考値が記されているはずです。それを見ても分かるように、空腹時血糖は70～109㎎／dlが正常範囲。予備軍はそのうえで110～125㎎／dl、糖尿病はさらにそのうえで126㎎／dl以上です。なお、正常範囲には

図５　空腹時血糖値、HbA1c、ブドウ糖負荷試験による糖尿病の診断基準

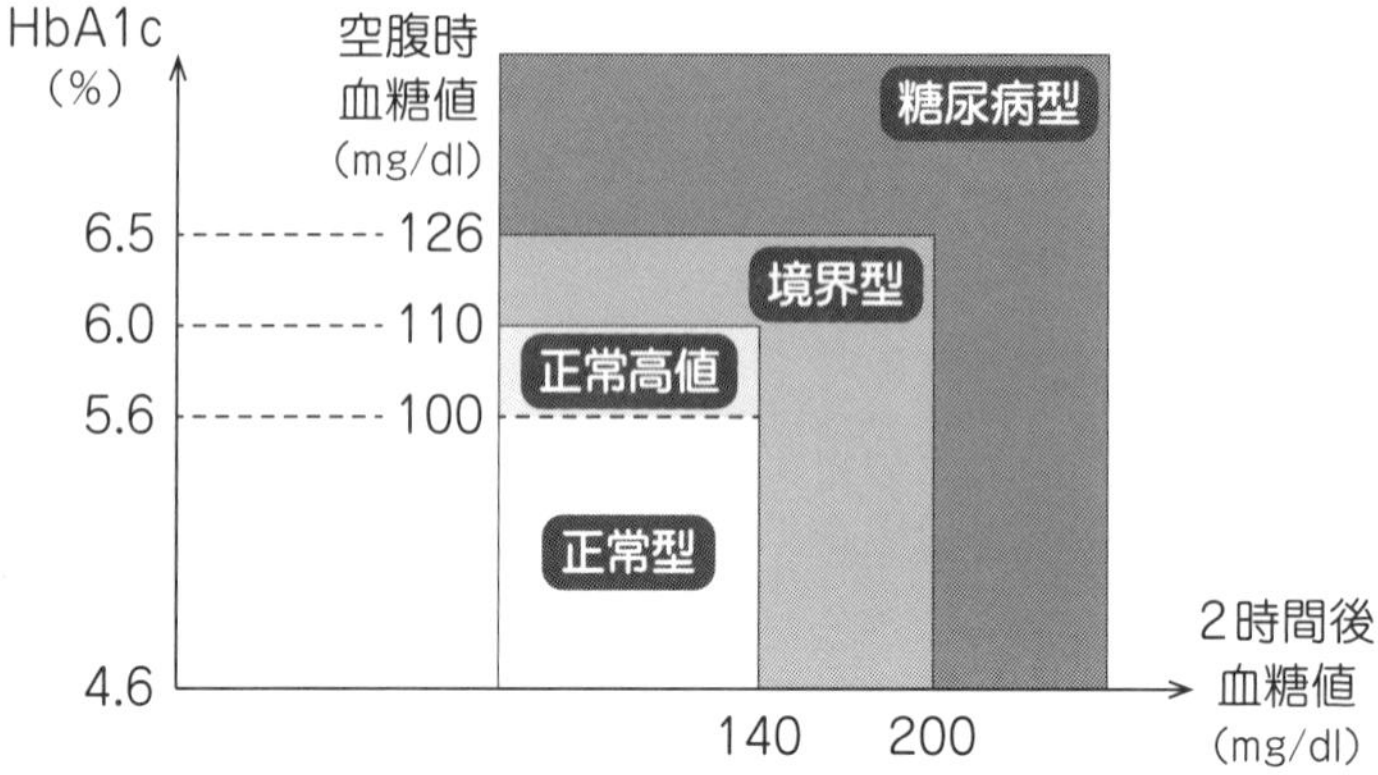

①血糖値とHbA1cを同時に測り、両方とも糖尿病型に該当した場合、１回の検査で糖尿病と診断する（日本糖尿病学会診断基準。図は一部改変）。
②ブドウ糖負荷試験（OGTT）。75gのブドウ糖を水に溶かして飲み、２時間かけて血糖値の変化を調べる。日を変えて２回検査し、いずれも空腹時126mg/dl、２時間後200mg/dl以上の場合、糖尿病と診断。

含まれますが、100～109mg／dlを正常高値といいます。これは詳しい検査で隠れ糖尿病や境界型糖尿病が見つかる場合があり、将来糖尿病になるリスクもある、予備軍の予備軍というところです。該当する方は十分注意してください。

ところで、空腹時血糖の次にHbA1c（糖化ヘモグロビン：エイチビーエーワンシーと読みます）という項目があると思います。空腹時血糖の数値が前日の食生活や身体のコンディションに左右されや

すいのに対し、こちらは過去2か月間ほどの血糖の状態を示すため、世界的に糖尿病診断の基準値として使われています。4・6〜5・9%が正常値、5・6〜5・9%が正常高値、6・0〜6・4%が境界型糖尿病、6・5%以上が糖尿病となります。遺伝関係や自覚症状などから、さらに詳しい検査が必要と判断した場合、ブドウ糖負荷試験を行います（図5）。

では、糖尿病と糖尿病予備軍との違いはなんでしょうか。

糖尿病の人は、大変残念ですが、引き返すことは非常に困難です。血糖値とHbA1cが糖尿病の範囲にあり、さらに検査を受けたうえで医師から「糖尿病です」と宣告されてしまったら、大部分の人は死ぬまで糖尿病のままです。もちろん遠い将来、DNAレベルの治療法などが開発される可能性がないとはいえませんが……。

いっぽう、糖尿病に片足突っ込んだ状態にある予備軍の人は、幸運なことに今ならまだ引き返すことができます。頑張って数値を正常の範囲まで下げることができれば、予備軍ではなくなります。ただし、体質、遺伝的素質、食生活をはじめとする生活習慣などに、血糖値を上げる要素があったからこそ、予備軍になったのです。油断大敵を肝に銘じて、血糖値をコントロールすべきです。

メタボリックメモリー

先に、糖尿病は非常に恐ろしい病気で、合併症で失明したり死に至る場合もあると述べました。もちろんそれは脅しなどではありません。今も合併症に苦しんでいる患者さんがたくさんいます。しかし悲観する必要はまったくありません。なぜなら、血糖値を上手にコントロールすることができれば、普通に暮らすことは十分可能だからです。

そのためには、糖尿病を発症してからの10年ほどが大変重要になります。最近、世界各国で糖尿病治療の大規模調査と、その追跡調査の結果が発表されています。そして、発症早期に厳格な治療を行った患者には、合併症の発症とその進展において、行わなかった場合に比べて明らかなアドバンテージが認められる、ということが証明されているのです。

どういうことかというと、たとえば50歳で発症したなら、60歳までの10年間で、頑張ってしっかり血糖値を下げる。そうすれば、長期的に見て、予後がすごく良好になります。20年後、30年後を比較してみると、たとえ20年後にやはり糖尿病が悪化したとしても、合併症の出方や程度についてはずいぶん違ってくるのです。これを「メタボリックメモリー」、日本語で「遺産効果」と呼んでいます。

逆の見方をするなら、発症してしばらくは自覚症状もないから、病院へ行けと言われてもめんどくさい。で、10年ほど放っておいて、60歳で身体の変調に気づいてから血糖値を下げても、ある意味もう遅いのです。もちろん努力すればそれなりに下げることはできます。薬もあります。でもすでに傷んでしまった血管は元通りにはなりませんし、なにより合併症が出る可能性が非常に高くなります。初期に血糖コントロールをさぼったことが、取り返しのつかない重大な結果を招くわけで、これは10年分の「高血糖の呪い」ともいえるでしょう。

以上は新規発症の人の場合です。しかし現在予備軍の人も、しっかり血糖値をコントロールすることで、正規軍にならないようにすべきなのはいうまでもありません。

血糖値を下げるなら「スローな糖質制限」で

では血糖値を下げるには、具体的にはどんな方法をとればよいでしょう。そこでおすすめしたいのが、本書のメインテーマである「スローな糖質制限」です。

一般に食事制限といえば、つらい、まずい、厳しい、続かない、などのネガティブなイメージが付きまといます。「だって病気を治すための治療の一環なんだから、我慢するのが当然じゃないか」。そう言ってしまってはミもフタもありません。実際、相当な努力をしても、続けられずに挫折する人が大変多いのです。ですから食事制限は、できるだけ無理なく、長期間継続できる方法でなければなりません。

詳しくは次節で述べますが、糖尿病における減量と血糖値コントロール法としては、現在のところスローな糖質制限が、最も長く続けられ、最も効果を上げやすい方法である。私はそう考えています。低インスリンダイエット、低GIダイエット、地中海食ダイエットなどをベースにした、無理なく肥満と血糖値をコントロールする方法です。

ところがスローな糖質制限へのチャレンジを宣言して3か月ぐらいは頑張るのですが、そのあとが続かず、結局リバウンドしてしまう人がよくいます。そんな人に詳しく聞いてみると、実はスローではなく「厳密な」糖質制限をやっているのですね。極端な例では、毎日3食とも主食を抜いていて、頭痛や吐き気が続くようになってしまったり……。こういう人は「スローな」「穏やかな」「大雑把な」「無理しない」の意味をきちんと理解していないのです。

我慢するばかりでは続けられません。煩雑でも続けられません。ですからスローな糖質制限では、締めるところは締めますが、緩めるところは緩めます。制限によるストレスを極力少なくし、できるだけ逃げ道を用意し、食べられるものは食べ、ときには休むことも否定しません。具体的には、

- **●時間をかけてゆっくり行う**
- **●カロリー摂取の目安は大雑把でよい**
- **●主に主食を減らすことで糖質（炭水化物）だけを制限する**
- **●糖質を制限するが極端には減らさない**
- **●インスリンの分泌を抑える低GI値の食品を多く食べる**
- **●葉物を中心に野菜を多く摂る**
- **●肉も食べてよい**
- **●適度な飲酒もOK**

などが、スローな糖質制限のポイントです。

最近糖尿病と宣告された、予備軍に該当した、過去に厳格なカロリー制限法で挫折した、ほかの方法では思うように体重が落ちなかった……、そんな方にはぜひ試してみていただきたいと思います。


日本糖尿病学会も２０１２年に、現時点では厳しい制限は認めないが、ほどほどの糖質制限は許容しよう、という提言を出しています。理由は、糖質を制限したほうが間違いなく体重が減り、血糖値が下がるから。そして安全性が証明されてきたからにほかなりません。

糖質制限による体重と血糖値のコントロールというのは、今までの方法のなかでも最もとっつきやすいものといえます。ですから現在はブームの様相を呈していますが、これからはスタンダードになっていくことでしょう。

2 スローな糖質制限——成り立ちへの道のり

長期にわたる大規模臨床研究

２００８年にイスラエルから、低炭水化物食と地中海食の有用性について検討した画期的な報告「ＤＩＲＥＣＴ研究」が発表されました。それまでの低炭水化物食に関する報告は、ほとんどがアメリカ発で、また短期（長くて1年）のものばかりでした。この研究は２年間の長期研究である点で特別に意味があります。また2年間の研究終了後、さらに4年間の追跡研究が行われ、その結果が２０１２年に発表されました。

参加者を3つの制限食に割り振る

ＤＩＲＥＣＴ研究では、比較研究のために、３２２人（平均ＢＭＩ31、男性86％・女性14％）

図６　３つの制限食による体重の変化

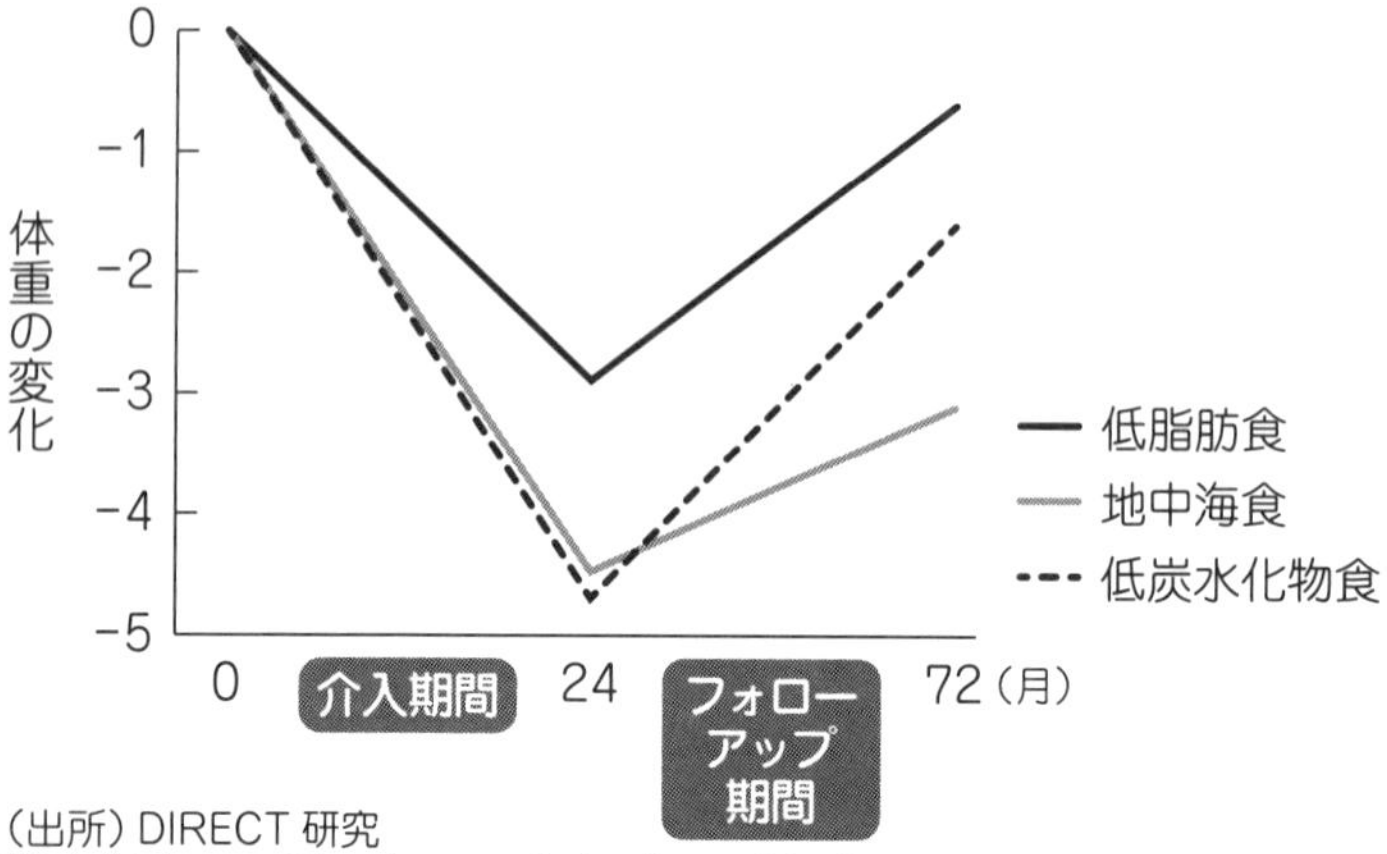

（出所）DIRECT 研究
Weight loss with a low-carbohydrate, Mediterranean, or low-fat diet.
N Engl J Med. 2008 Jul 17; 359(3): 229-41

が低脂肪食（エネルギー制限食）、地中海食（低GI食、低インスリンダイエット）、低炭水化物食の３つの制限食に割り振られました。

低脂肪食グループは、年齢、性別、仕事などによって個々が１日に摂る総カロリー量を決め、その半分強を炭水化物（糖質）から摂り、タンパク質を控え、脂肪の量を減らします。アメリカ心臓病学会のガイドラインに準じ、カロリーは男性１８００kcal、女性１５００kcal、脂質比率を全エネルギーの35％以下とします。

地中海食グループは、オリーブ油を使用し、肉より魚を優先してカロリーを制限します。GI値の低い食品を取り入れてインスリンの分泌を抑え、血糖値の急激な上昇と下がり過ぎを防いで満腹中枢をコントロール、食べ過ぎを抑えます。カロリーは男性1800kcal、女性1500kcal、脂質比率を全エネルギーの35%以下とします。

低炭水化物食グループは、まず初期に、通常なら1日200～300gの炭水化物摂取量を20gと極端に少なくします。その後徐々に増やしますが最大でも1日120gまでとし、糖質の代わりに脂肪がエネルギーとして使われる状態へと誘導します。基本的にカロリーの制限はしません。

追跡調査を含め計6年にも及ぶこの研究で、地中海食と低炭水化物食は、体重減、脂質や糖質の数値改善作用が、従来の低脂肪食と同等かそれ以上であることが分かりました。

結論「スローな糖質制限が最善」

2012年、アメリカのハーバード大学からも、低脂肪食、低GI食、低炭水化物食（アトキンス・ダイエット）の、3種類の食事療法を比較検討した研究が発表されました。その結論は、体重の維持や心血管病の予防には、脂質制限より炭水化物（糖質）を減らす戦略が有用であること。そして、アトキンス・ダイエットのような極端な糖質制限ではなく、低ＧＩ食程度（炭水化物エネルギー比率40％）のマイルドな（スローな）糖質制限が最善であることでした。

地中海食もスローな糖質制限食

地中海食といえば、少し前に話題になったスローフードですが、全体として低ＧＩ食と同じ方向性を持っています。

地中海食は、昔から長寿者が多いことで知られる、地中海沿岸地域の食生活を研究して考案されたダイエット法です。関連する疫学研究もたくさん行われています。そして１９５０～60年代にかけて、アメリカの生理学者アンセル・キーズ博士が中心となって、大規模な疫学調査が行われました。その結果、大幅な心血管病のリスクの低下が認められ、伝統食に基づく地中海食は無理のないダイエットであり、健康に良いことが証明されました。

適度な脂肪、果物、野菜、精製していない穀類、ナッツ類、魚、少量の肉、チーズを食べ、オリーブ油を多量に使い、よく運動し、ワインを飲むという、聞いただけでもいかにも身体に良さそうな、楽しそうなダイエット法です。

その全体像が、2001年にアメリカ心臓病学会の医学雑誌に掲載された「地中海ダイエット」に関する論文のなかで、以下のように簡潔・明瞭にまとめられています。

❶野菜と果物の摂取量が多い
❷シリアルやパン、特に全粒粉を使ったものを多く食べる
❸ナッツ類、ベリー類、豆類、芋類の摂取が多い
❹オリーブオイルが主要な脂質源である
❺魚、鶏肉、乳製品を少量〜中等量食べ、赤身肉（牛肉、羊肉など）の摂取は少ない
❻卵の摂取は週に4回以下である
❼少量から中等量のワインを食事と一緒に飲む

そして地中海食は、未精製の穀類、野菜、豆類から食物繊維をたっぷり摂り、肉よりも魚を損るよう勧めていますから「スローな糖質制限食」でもあります。

空腹感をコントロールする低GI食

低GI食（低インスリンダイエット）は、洋菓子などインスリンの過剰分泌を促す食品を避けることで、肥満を食い止め、痩せるように誘導するプログラムです。

そのコンセプトは、含む糖質量が同じでも、血液への吸収がより穏やかな食品を選んで食べることで急激な血糖値の上昇に刺激された過剰なインスリン分泌を妨げ、血糖値の減り過ぎを抑制。それによって、満腹中枢をコントロールして食べ過ぎを抑え、「苦労せずに」糖質摂取量を減らす、というものです。GI値にはさまざまな定義がありますが、ダイエットではGI値の低い食材を覚え、それらをできるだけ献立に取り入れるよう意識するだけで十分です。ただし糖尿病の人は、高GI値の食品を避けるのは当然ですが、低GI値であっても糖質が主成分の食品（穀物など）は減らすよう注意する必要があります（表2、表3）。

低GI食の効果を高めるあの手この手

食物繊維はGI値が低いうえ、前もって食べておくと、腸の壁に張り付いて、あとから食べたものの吸収を遅くしGI値も下げてくれます。ですから、食事に組み込めばダイエットの効率が上がります。また、柑橘類やお酢などの酸には消化を抑える働きがあるので、酢の物やレモン果汁を摂るとGI値を低くできます。

さらに次のような食べる順番により、血糖値の上昇をある程度コントロールすることができます（図7）。

酢や酸を含む食品→野菜・海藻など食物繊維→肉や魚などのタンパク質→最後にご飯やパンなどの炭水化物

もちろん、一つを全部食べ終えてから次を食べなさい、とはいいません。それでは食事が楽しくありませんね。要は、ある程度この順番を意識して食べましょう、ということです。

図 7　摂取順序の違いが血糖値、インスリン分泌量に及ぼす影響

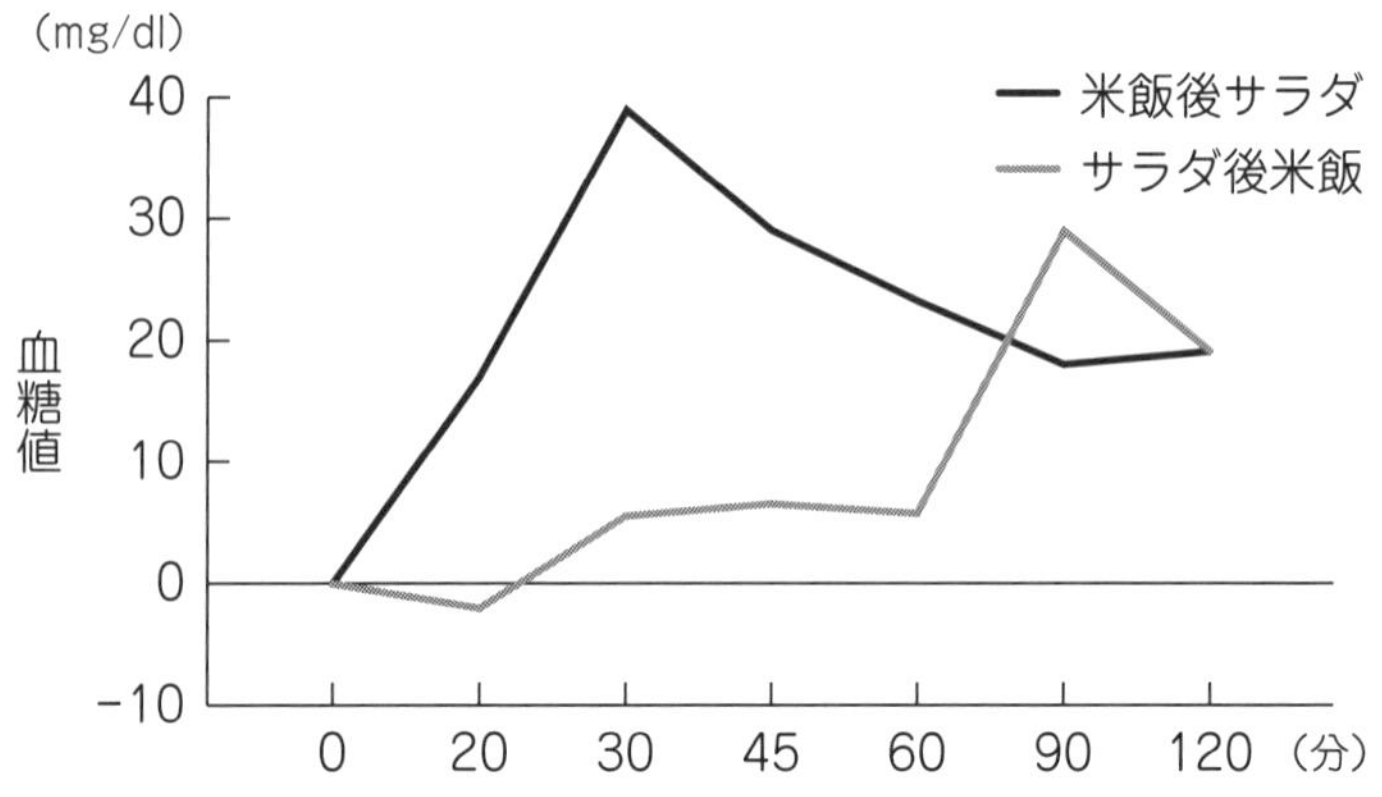

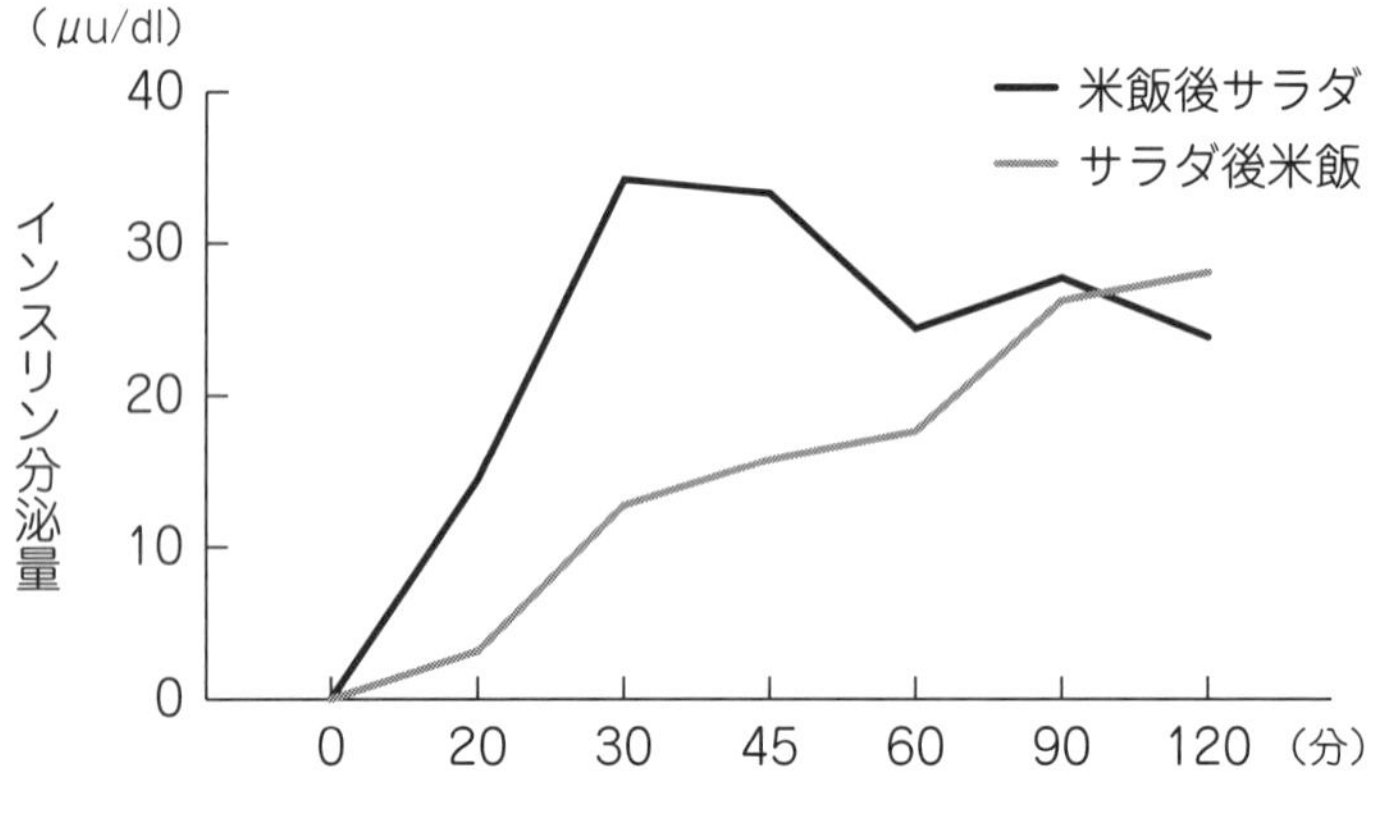

米飯 200g（炭水化物 69.4g）と、サラダ（生キャベツ 60g＋オリーブ油 10g＋酢 10g）を用意。同一被験者 10 人（20〜40 代の健常人・BMI 値 20）に対し、①米飯摂取後に野菜サラダ、②野菜サラダ摂取後に米飯の 2 通りの試験を、1 週間以上の間隔をおいて実施。米飯を先に摂取した場合、血糖値、インスリン分泌量ともに、開始直後に顕著な数値の上昇が認められる。

（出所）金本郁男ほか『糖尿病』（53 号）96-101 頁、2010 年。

それだけで、主食を食べたときの血糖の上昇を緩やかにすることができます。

なお、GI値は調理の仕方や料理の種類で変わります。生より加熱して軟らかくした食物のほうが消化しやすく、GI値は高くなります。すりつぶしたものならさらにGI値は高くなります。いっぽう、消化に時間がかかる料理ほどGI値が低くなりますので、メニューを考えるときは食材と調理法にも配慮してください。

表2　低GI食品の例

米・パン類・麺類	玄米、全粒粉パン、ライ麦パン、そば（乾麺）、全粒粉パスタ、春雨、オールブラン、オートミール
野菜類	ほとんどの野菜は基本的に低GI（ただし芋類とトウモロコシ、カボチャなどを除く）
果物類	バナナ、パパイヤ、いちご、アボカド（※果物は全体にGI値は低めだが、果糖を多く含むものが多いので、摂取量に注意）
豆、海藻類	豆腐、納豆、大豆、枝豆、豆乳、アーモンド、カシューナッツ、ピスタチオ、ひじき、昆布、モズク、トコロテン、寒天、青のり（※ナッツ類は高カロリーなので、摂取量に注意）

表3　高GI食品の例

砂糖、水飴、加糖練乳、アイスクリーム、菓子・ケーキ全般、あんこ、せんべい、パイナップル、フルーツ缶詰、ドライフルーツ、フランスパン、うどん（乾麺）、ジャム、ハチミツ、メープルシロップ、ジャガイモ、フライドポテト

緩やかな糖質制限の介入試験は大成功

さて、相次ぐ低炭水化物（糖質制限）食の有用性を示す報告を受け、日本糖尿病学会も適正な食事中の糖質量について討論。２０１２年５月、食事療法の選択肢の一つとして糖質制限食を認めました。そして糖質摂取量の目安を１日１３０g程度とする、という現時点のコンセンサスをまとめました。

しかし１３０gというのは、実践してみると相当厳しい糖質制限でした。長期間の継続にはかなりの困難が予想され、脱落者がたくさん出そうです。そこで私が勤務しているクリニックでは、意欲が空回りして血糖値がコントロールできていない患者さんを対象に、介入試験を行ってみることにしました。それは、より緩やかな基準（糖質エネルギー比率40％：糖質150〜180g程度）で生活指導を行い、行動目標（間食は止める、米飯は一食につき半膳とする、など）を設定し、診察日ごとに栄養士と面談して再確認する、というものでした。その結果、緩やかな糖質制限食の効果は素晴らしく、観察期間４か月で平均HbA1cが８・８％から７・８％へ改善するという、大きな成果を確認することができました。

私も糖質制限食にチャレンジしてみた

患者さんたちが軒並み良い成果をあげましたので、診察時の会話に具体性を持たせるために、私（身長168㎝、体重59㎏、HbA1c 5・4％）も自己流ながら、糖質エネルギー比率40％の食事にチャレンジすることにしました。

朝食のパンは糖質20～30gを目安にする、野菜を食べる努力をする、米飯は半膳で止め、夕食時に抜けそうなら主食を抜く、食事のバランスとエネルギーにもある程度気を配る、飲酒はいつも通りにする（いつも寝る前にウイスキーかブランデーを飲みます。つまみは食べません）、という大雑把な目標でスタートしました。

食品の栄養成分表示をチェックしながらの毎日でしたが、朝食のパンに関してはほとんど問題なく、サンドイッチ、ドーナツ、バウムクーヘンなどすべて許容範囲でした。昼食はいつも通り病院の職員食ですが、米飯を半膳くらいで止め、主菜、副菜は完食しました。運の悪いことにカレーライスと牛丼の日があり、米飯を残すのには苦労しました。

実感したスローな糖質制限食の継続可能性

1週間実行して栄養分析してもらったところ、平均摂取エネルギーは1941kcal（朝402kcal、昼675kcal、夕864kcal）、糖質エネルギー比率は39・3％でした。細かい計画なしにいつも通りの生活を送ったので、エンプティカロリー（酒に含まれるアルコールのカロリー。栄養素がほとんどない）が10％ほどありますが、糖質はほぼ目標通りでした。

3食ともに主食を摂ってしまうと、糖質40％はかなり大変です。しかし米飯半膳を原則にし、夕食の主食をときどき抜けば、おかずは普通に食べても達成可能な数字です。間食をしないという前提は、人によってはちょっと（かなり？）きついですが、糖質40％の緩やかな糖質制限食は、大きな苦痛を伴わない、継続可能な食事療法だと実感しました。ただし、米飯や麺などを少なくすると、食物繊維が不足するようです。野菜はもちろん、さらに海藻、きのこなども意識して摂る必要があるでしょう。

糖質摂取量を決めてしまえば、お酒もOK

現時点では、低GI食や地中海食を念頭に、〝極端に糖質を減らさず〟〝摂取量を決めて行う〟スローな糖質制限が、減量や血糖コントロールにはベストではないか。世界からの報告、患者さんたちと私の実体験などから、総合的にそう考えています。アルコールを禁止しないので（もちろん量は控えめに、ですが）ストレスが少なく、飲兵衛もトライしやすい方法です。ぜひ試してみてください。続ければ体重が減り、血糖値は見違えるように改善するはずです。

田上式・スローな糖質制限療法10か条

以下に掲げるのは、低GI食、地中海食等に関する情報とデータを参考に、自分で行った糖質制限食の結果も踏まえ、現時点で私が考える減量と血糖コントロールのための食事療法10か条です。Case 1～7に出てくる個々の問題もここに集約されています。

❶主として主食を減らすことで糖質制限する。目安は米飯なら半膳～軽く1膳、食パンなら8枚切り1枚（糖質20～40g）、小さいドーナツ1個あるいはバウムクーヘン1切れ（糖質20～30g）とする。普通に主菜・副菜を食べると糖質量は20g程度なので、1日の糖質摂取量は120～180gほどになる。

❷体のリズム（体内時計）を乱さないために、朝食はバランスよく食べ、糖質は昼食と夕食で減らす。

❸白米、麺類、白砂糖のような精製された炭水化物は極力減らす。精製されていない玄米、麦などを食べるよう努力する。

❹減らした糖質エネルギーは野菜、大豆、魚、肉での補充を第一選択にする。

❺エネルギー制限も念頭に置く必要はあるが、大雑把でよい。

❻食べる順番は、最初に酢の物や野菜、次にタンパク源である魚や肉、最後に米やパンなどの主食とするイメージで。

❼魚油（EPA、DHA）は積極的に摂り、オリーブ油の活用も考える。

❽飲み物は、成分無調整の豆乳、カロリーのないミネラルウォーター、番茶、麦茶、ほうじ茶などをメインにする。牛乳、果物ジュースは減らす。

❾デザートを食べたいときには、果物を選択する。ただしドライフルーツは避ける。菓子類、バター、生クリームの多い甘いものは極力減らす。

❿お酒は、蒸留酒（焼酎、ウイスキー、ブランデーなど）、赤ワインを中心に適量飲んでもよい。醸造酒（ビール、日本酒）、白ワインは原則として飲まない。

どんなダイエットでも同じですが、おいしいものや好きなものを我慢し続けると、長続きしません。ですからこの10か条には「禁止」はありません。多少緩めに、〝逃げ道〟を用意するよう考慮して構成してあります。行うときには食事全体のバランスを考え、大体でかまいませんのでカロリーも意識しつつ、上手に低GI食品を利用するよう心がけてください。それが成功の秘訣です。

食事療法においても「継続は力なり」

インスリンが初めて抽出されたのは1921年です。それまでの糖尿病治療は低炭水化物食（炭水化物20％、脂質70％、タンパク質10％）が中心でした。インスリン注射で血糖値がコントロールできるようになると、食事療法では段階的に炭水化物（糖質）の割合が増え、脂質の割合が減っていきました。1986年には炭水化物（糖質）60％以下、脂質30％以下の脂質制限食が推奨されるようになりました。20世紀の終わり頃からは、さまざまな食事療法が提案され、脂質制限食の限界も明確になってきました。

本節の冒頭で述べたDIRECT研究は、制限食における三大栄養素の比率について、それまでよりも柔軟に考えてよいことを明確に示した、画期的な臨床研究でした。2年間の試験と終了後4年間のフォローアップによって、脂質をたくさん摂る地中海食や低炭水化物食の有用性が強く示唆されました。低脂肪食は3番手ということになりますが、決して有用性が否定されたわけではありません。地中海食、低炭水化物（糖質制限）食、低脂肪（脂質制限）食の3つは、どれも6年間を通して効果があったのです。それはつまり、どの治療食であるかにかかわらず、継続することが重要であることを改めて示しています。

患者自身が食事療法を選ぶ時代へ

私は現在、糖尿病患者とその予備軍の皆さんには、低ＧＩ食を基本とするスローな糖質制限によって、数値の改善を目指すよう提案しています。長期間にわたって続けられる取り組みやすさ、安全性、効果の表れ方の確実さがその主な理由です。

しかしどんな方法が適しているかは、人それぞれでもあります。低脂肪食と相性のいい人も当然います。ですから、多くの食事療法のなかから、継続しやすい方法を患者さん自身が選択すればいい。今やそういう時代がやってきているのです。

次に、スローな糖質制限を行うに当たっての、さまざまな疑問やノウハウについて、ケースごとに具体的に考えていくことにしましょう。

スローな糖質制限・ケーススタディ

主食の食べ方は？

Case. 1

白いご飯は1食当たり半膳が、スローな糖質制限の基本

Q 毎食、白いご飯をもりもり食べないと力が湧いてきません。たくさん運動をして、ちゃんと消化すれば大丈夫ですよね?

A **ご飯は食べていいですが、糖質制限する場合は1食当たり半膳から小さめの茶碗に軽く1膳までに。それぐらいにしないと効果がありません。**

ご飯は1食につき、できれば半膳。予備軍の人でも軽く1膳までです。いつも米飯中心の食事をしている人には寂しいと思いますが、糖質制限を実行するならこれは絶対条件です。
たとえば1日の炭水化物(糖質)摂取量を160gと決めたとしましょう。すると、朝、昼、晩で半膳×3なので、約60gになります。普通におかずを食べると、1食につき20gは超えますから、これでもう120g以上になってしまいます。
ほかのものにも炭水化物は結構含まれているから、ご飯を半膳ぐらいにしておかないと、

限度量が守れないんですね。食パンの場合だったら8枚切り1枚。これがご飯半膳分に相当します。

本気で血糖値を下げようと思うなら、これぐらいはやらないと効果がありません。もちろん太っている人はそのまま続けて、自分の目標とするBMI値に近づける。そして痩せたうえで維持する努力をする。せっかくやるなら覚悟を決めなければ。

といっても、ご飯をゼロにしろということではないので、要は少量に慣れることです。頑張ってみてください。

なお、運動はもちろん大事ですが、血糖値は炭水化物を摂ってすぐ上昇するので、糖質制限自体とは関係ありません（38ページ図2参照）。

一度にご飯を多く摂ると、急激な血糖値の上昇を招く

Q 1日3食でご飯半膳×3＝1・5膳ということは、仕事などの都合で1日2回しか食べられない日は、1食につき0・75膳ということですか。

A ギリギリ許容範囲ですが、抜いた分をほかの回に乗せてはいけません。

私は基本を半膳から軽く1膳までと考えていますから、0・75膳は許容範囲です。ただし、朝食を抜いたから昼に1膳、というのはダメです。一度に多くの炭水化物を摂ると、急激に血糖値が上がってしまいます。ですから当然、1日1食だった場合の1・5膳もいけません。

ところで、半膳と聞いて、できるだけ大きな茶碗を探す人がいます。子供じゃないんだから、自分の身体のことを真剣に考えて、むしろ小さめの茶碗を選んでください。

なお、予備軍の人はここまで厳密にしなくていいけれど、いずれにしても米のドカ食いはしないこと。炭水化物は少なめに、を常に意識する習慣をつけましょう。

糖質制限は糖質禁止ではない。炭水化物ゼロは危険

Q 糖質制限をやってみたら、私はご飯ナシでも案外平気みたいです。いっそのこと3食ともご飯抜きにしたほうがいい？

A それはかまわないけど、炭水化物ゼロは危険です。ご飯は炭水化物の代表なので、代わりになるものをある程度食べるようにします。糖質制限は糖質禁止ではありません。

炭水化物をゼロにするのはたいへん危険です。ゼロになると、エネルギー源として脂肪が分解されます。するとその代謝の過程で、ケトン体という物質が作られます。有名なアトキンス・ダイエットではこのケトン体が出やすいのですが、このとき、脳の機能が低下し、注意散漫になったりして、事故が起きる可能性があるのです。

ケトン体が血液中に増えて、ついには血液が酸性の状態になってしまった状態をケトアシ

ドーシスといい、極端な場合には昏睡（ケトン体昏睡）が起きることもあります。

私のところの患者さんにも、診察前の数日だけ炭水化物を摂らず、血糖値を良くしようと考える人がいます。で、尿検査をすると、多くなりすぎたケトン体が出ていることがある。あるいは普段から糖質制限をし過ぎた結果かもしれませんが、いずれにしても危険な状態です。

ですから、糖質は制限しても、完全にゼロにしてはいけません。ご飯をまったく食べないのであれば、おかずなどである程度の炭水化物を摂るようにしてください。

急に炭水化物を減らすと体のリズムが狂い、食欲が増進する結果に

Q 昨晩、ついご飯を3膳食べちゃいました。今日のご飯を全部抜きにすればば、チャラってことになりませんか。

A なりません。ガクンと減らすと身体のリズムが崩れます。いつも通りに戻しましょう。

突然炭水化物の量を減らすと、血糖値がグーンと下がって、それを脳が認識します。すると、次に食べたときに血糖値がグーンと上がります。

それに反応してインスリンが出て血糖値が下がると、脳が過剰に反応してまた食べたくなって……という悪循環に陥ってしまうのです。つまりリズムが壊れることがよくないわけですが、たくさん食べたからその分として次を抜くというのは、リズムを壊すことにほかなりません。

ではどうするか。多く摂ってしまったものはもうしょうがないとして、ゼロにするんじゃなくて、いつも通りの半膳に戻しましょう。ガクンと減らさず元に戻すのです。重要なのは、多い日を続けないこと。次の日から元に戻して、そのリズムを続けることが大事だということです。

食べたときに出るインスリンの量をできるだけ少なくするのが、糖質制限のいちばんのコンセプトですが、食生活のリズムはそれに大いに貢献しています。これは患者はもとより、予備軍でも、健康な人であっても同じです。

玄米は吸収が遅いので糖質制限には好適

Q 玄米が身体にいいって言いますよね。量を食べてもよさそうだし、やってみようかな。

A **味が好きで続けられるならいいですね。吸収が良くないのも利点です。**

動機がより多く食べたいため、ということなら、一度買ってきて試してから決めてもいいのでは。長く続けていくには、まずなんといっても味が大切ですね。でも、玄米食って一時流行ったけど、広く定着しているとは言い難い。そういう現状からして、おいしいと思わない人が多かったのでは……。私は白いご飯半膳、おいしいものを少し、のほうが続けやすいと思いますが、どうでしょうか。

もちろん玄米食、玄米パンというのはいいと思います。五穀米、十穀米なども含めて、好きな人はぜひ取り入れてください。吸収もすごく遅い、つまりＧＩ値も低いですし。

糖質制限用アイデア食品の利用は、ずっと継続できるか熟考してから

Q いろいろなものを混ぜて糖質減をうたっているお米など、アイデア食品がたくさん出ているので、試してみようと思うのですが。

A 効果について否定はしませんが、ずっと続けていけるかどうかも考えてください。

米に大麦やこんにゃく粒などを混ぜることで、糖質カットをうたっている商品があります。効果のほどはともかく、私は勧めません。というのは、ご飯は半膳、といえば分かりやすくて、習慣にもしやすい。長く続けていくためには、そういうシンプルさが大事だと思うからです。糖尿病は、一旦かかってしまえば長い付き合いになる病気です。1週間とか1か月とかなら続けられるだろうけど、それを2年、3年、5年、10年と続けていかないと意味がありません。

それと、もし味が気に入ったとしても、値段のことがあります。私は、血糖値は普通の食生活を工夫してコントロールすべきだと思っているのですが、多くの商品は普通のお米と比べて割高のようです。そういうものを長いスパンで買い続ければ、家計の負担になります。お金が余計にかかっては、普通に暮らしているとはいえませんよね。まあ、ときどき使うなら、変化がついていいかもしれませんが。

精製度の低いパンなら、少しだけ多く食べてもいいが

Q 近頃は大麦パンとかライ麦パンなど、雑穀を混ぜて焼いたパンが普通に売られています。白いパンよりたくさん食べてもいいですか。

A どの程度雑穀が含まれているかによります。ただ理屈では増やしていいけれど、倍も食べられるわけじゃないですよ。

普通の小麦粉以外もたくさん含んだ、大麦パンやライ麦パン、それに全粒粉パンというのもありますね。まあ、味や食感が気に入れば、白いパンの8枚切1枚よりは多く食べてもいいんじゃないでしょうか。

一般的に、より精製されたものほど白くて、そういうものは吸収がいい。つまり血糖値を上げやすい。だから精製度の低い、より茶色いもののほうが雑穀に近く、ＧＩ値が低めになります。また大麦やライ麦には糖質の吸収を抑える作用がありますから、選ぶときには成分

表示をよく確認してください。なかには白いパンに少しライ麦を混ぜただけのものもありますので。最近、小麦の表皮を挽いて粉状にした「ふすま」を加工した「ふすまパン」が評判になっています。確かに低糖質（普通のパンの5分の1）ではありますが、1斤1000円以上、経済的に余裕がないと、とてもとてもでしょう。

まあでも、普通の食パンでいいから8枚切1枚で止める、というほうが分かりやすくていいと思いますが。

どうしても満腹感を得たいという思いはよく分かりますが、白いパンより値段も張るみたいだし、それでいて「ふすまパン」以外は倍の4枚切り1枚も食べられるわけではない。ほんの少し増やせる程度ですよ。

食パンに飽きたら、バランスに配慮しつつドーナツに変えてみる

Q 毎朝、食パン8枚切り1枚にしていたのですが、変化がなくて飽きてしまいました。
食パンの代わりにバウムクーヘンやドーナツ、というのはいかがですか。

A 私の場合、日によっては朝食に、食パンの代わりとしてバウムクーヘンかドーナツを用意します。小さなサイズで甘さ控えめのものを選べば、エネルギーも糖質もそんなに高くない。糖質は食パン8枚切り1枚と同等の30gぐらいで済みます。おやつにパクパク量を食べるのは良くないけれど、朝に適量なら問題ありません。その場合は、たとえばドーナツにコーヒーか紅茶と無糖ヨーグルト、それに野菜か果物を食べれば、全体のバランスがとれます。牛乳を加えてもいいでしょう。いつもきちんとしたおかずを用意するのは結構大変だから、長く続けるためには、こういう割と簡単なメニューにしてもいいんです。

GI値が低めなシリアルはパンの代わりにできる

Q 朝食にはシリアルが、手間いらずでいいと思うのですが、パッケージの表示で糖質が多めになっているのを見て、躊躇しています。

A 基本的に雑穀だから血糖値の上がり方は遅い。適量であればパンの代わりに食べてかまいません。

製品によりますが、一般にシリアルというのは原料が雑穀だから、GI値は低いと考えていいと思います。糖質が入っているので、厳密な意味の糖質制限には使えないのですが、白い食パンよりは血糖値を上げにくいはずです。カロリーが高くならないよう量に配慮したうえで、これがおいしい、手軽でいいと思う人には向いています。地中海食がそうですが、雑穀を精製しないで食べるということは、GI値が低いまま食べるということです。シリアルも同様で、またコーンフレークも雑穀だからOKです。なかにはドライフルーツが入っているものもありますが、血糖値を急に上げますので、避けるようにしてください。

実例①

体重が減った！ 血糖値が下がった！

5年間で20kg減!! 糖質制限の超優等生

Oさん（58歳、女性）

2010年、人間ドックで糖尿病（と胆石症）と診断されて受診。身長152㎝、体重75kg。50歳くらいから血糖値は高めだと言われていたが、好きなだけ食べて運動しない生活のまま、どんどん高くなった。初診時に1400kcalのエネルギー制限食の指導を受けた。

「今、気が付いたんですけど、5年前の受診後すぐに糖質制限を始めたんですね。雑誌の記事でも見ましたか」

「本を見て自己流で始めたんです。ただ栄養士さんにバランスが悪いと言われまして、そのへんに気をつけながら糖質を減らしました」

「で、エネルギー制限と糖質制限を同時にやったら、1か月で体重が4kgも減ったと」

「そうなんです。体重が減ったらHbA1cも正常になりました。体重を急に減らすのは止めるように先生に言われたので、あとは月に1kg減を目標にしました」

「カルテには4か月後に67kgとありますが」

「はい、初診時75kgですから8kgぐらい減らしました。ただ、その後3年ほど68kg前後が続いてしまいました」

「生活が緩みましたか」

「ご飯は減らしていたんですけど、間食が増えて糖質が多くなってしまって……。でも胆石の発作が起きて、手術すると言われたので、その後は間食を減らしました。歩いたり体操したり、運動のまねごともしました」

「3か月後の手術時点では64kgですか。手術後も良いペースで減っていますね」

「最近は55kgですから、もう止めてもいいかなと思っています」

「スマートになったな、とは思っていましたけど、5年間で20kgの減量はすごいな」

「でも、野菜をしっかり食べてから、おかずを食べる。ご飯と間食は減らす。もともと早食いなので、ゆっくり嚙む。続けているのはそれだけです」

「言うのは簡単でも、普通はなかなか続きませんよ」

最近の検査値は、血糖値90、HbA1c 5・6%、悪玉コレステロール95。遺伝的にコレステロールが高くて服薬していますが、検査データはまったく正常で合併症もありません。糖質制限をやる人は増えていますが、Oさんはトップランナーの一人です。

スローな糖質制限・ケーススタディ

お酒とソフトドリンクの飲み方は？

Case.2

つまみも食べる晩酌は1食に相当するので、夕食は抜く

Q 晩酌が毎日の楽しみです。週に1回は休肝日をとっているから問題ないですよね？

A **酒とつまみで1食分になるので、晩酌する日の夕食は抜きです。飲むなら焼酎かウイスキー、または辛口の赤ワイン。日本酒はNG、ビールは1缶（350㎖）までです。**

お酒を飲む人の多くは一緒につまみを食べます。このつまみというのが曲者で、たいていは結構な量の糖質を含んでいます。普通の1食分と同じかそれ以上になってしまうので、夕食はナシです。つまりお酒を飲む人は、ご飯は1日に半膳を2回ということです。朝半膳＋昼半膳＋夜はお酒とつまみ。私も毎晩飲みますが、つまみをしっかり食べたときには、夕食を抜くようにしています。

お酒は、蒸留酒の焼酎かウイスキーが基本です。特にビールと日本酒はご法度。ワインは赤の辛口ならいいでしょう。ただし赤ワインもたくさん飲めばカロリーは高くなる。だから飲んでもボトル半分までに。夫婦なら２人で１本が限度ですね。

それと、お酒を飲むときっていうのはどうしても、自分の好きなつまみをいくつも揃えたくなるもの。だからあまり考えずに食べていると、血糖値が大変なことになってしまいます。野菜と刺身しか食べない、などと決めて実行できるなら別ですが。

ですから、つまみはそれなりに食べていいですが、できるだけＧＩ値の低いものから選ぶようにします。野菜とタンパク源は欠かせませんが、飲み屋で定番のピーナッツやアーモンドなどのナッツ類は、エネルギーはあるけどＧＩ値は低い。吸収がすごく悪いので、血糖値はそう上がりません。血糖値が上がらなければインスリンは出ない。これはまさに低ＧＩダイエットです。もちろん際限なく食べちゃいけないが、エネルギー量を意識しながら食べる分には、ナッツ類は悪くないですね（59ページ表2参照）。

休肝日は肝臓を労わるという意味では大変いいことですが、糖質制限とは直接の関係はありません。

ビールや日本酒は糖質を多く含むので1杯だけに

Q ビールは良くないと聞きました。大好きなんだけどなぁ。

A 身体のためです。宴会だったらビールは乾杯の1杯だけにしましょう。なにもアルコールはすべてダメと言ってるんじゃないんだから。

なぜビールが糖質制限に良くないかというと、麦芽糖という糖質をたくさん含んでいるからです。ビール党の人はこのことを十分頭に入れておく必要があります。醸造酒は糖質を含んでいますが、なかでも特にビールと日本酒には多いので、避けるべきです。

いっぽう蒸留酒は糖質・脂質・タンパク質とも含んでいません。焼酎、ウイスキー、それにジンやウォッカなどがそうです。

で、飲み方ですが、ビールならコップ1杯。最大限譲って350mlの缶1本までに止めてください。あとは糖質を含まない焼酎やウイスキーに。

ビール党の人はここで、糖質ゼロや糖質オフの商品が気になってくるかもしれません。でもそれらは糖質がまったくゼロではありません。だからビール好きで量を飲む人にはお勧めしませんし、もちろんカロリーオーバーも心配です。ビールは1杯と決めるのが正解だと思います。

会社の宴会などでは、ビールで乾杯したら焼酎などに切り替える。それが自分の限度量に達したら、あとは烏龍茶やお茶にしておきましょう。

酒席が断れなかったときは、翌日から必ず食生活を元に戻す

Q 今晩は接待です。お得意先の社長さんが、とにかく相手がどんどん飲まないと勘弁してくれない人なんですが……。

A まだそんな人っているんですか。まあ、そういう事情なら今日は諦めて、明日からまた頑張ってください。

相手が偉い人でご返杯が断れない。飲み干すとすぐ注がれてしまう。あなたの仕事上の立場やその場の雰囲気もあるので、致し方ないですね。できる限り控えめにお付き合いしておいて、次の日から必ず元の食生活に戻すようにしてください。糖質制限をしているからには、なるべくそういう機会を減らすように立ち回ったほうがいい、とは思いますけど。まあ、そんなに頻繁に偉くて聞き分けのない人と飲むこともないでしょうから。

血糖値に影響を与えない焼酎やウイスキーは、ある程度飲んでよい

Q ほぼ毎日、商談相手と飲むことで営業成績を維持している状態です。ビール、日本酒、ワイン、ウイスキーなど、なんでも飲んでいますが、酒には強いので大丈夫だと思います。

A 大丈夫じゃない。非常に危険です。今日からは焼酎専門を宣言しましょう。

これはもう、仕事をとるか命をとるかの選択みたいな立場ですね。確かに営業マンなどで、毎日飲むのが仕事みたいになっている人がいるようですが、血糖値が高いのにビールや日本酒を飲み続けていると、そのうち本当に命に関わります。そういう人は、厳格に焼酎だけ、というふうに決めないとダメです。そして決めるだけじゃなくて、「私は焼酎専門です」と宣言すること。問題は糖質量なので、体質的にアルコールに強いとか弱いとかは関係ありま

せん。

それと、お茶漬けとかご飯セットなど、シメのご飯が出てきても、絶対に食べてはいけません。だってもうすでに飲んでつまんでいるんだから、夜のご飯は当然ナシです。

もうひとつ、もったいないなどと言って、最後に残っている料理を片づけないと気が済まない人がいるけど、これも絶対ダメです。健康な人ならまだしも、問題のある人は残す勇気を持ちましょう。

野菜ジュースは果汁を混ぜていないものを探す

Q 健康のために野菜を摂るべく、毎日自販機の紙パックの野菜ジュースを愛飲しています。

A 野菜ジュースといっても、かなりの量の果汁を混ぜているものが多いので、よく確かめて選びましょう。

商品名が「野菜ジュース」になっていても野菜が100％ということはまずなくて、飲みやすくするために結構な量の果汁を混ぜて、合わせて100％にしている場合が多いようです。200mlの紙パックの野菜ジュース1本に含まれているエネルギーの量を、砂糖に置き換えてみると、10g分に相当したりします。砂糖10gというと、コーヒーについてくるスティックシュガーなら3本分以上も入っていることになる。そう聞いたら、ちょっと怖くなってきませんか。

野菜をミキサーにかけてジュースにすると GI値が上がる

Q ミキサーで作った100％のトマトジュースなら大丈夫そうですが。

A それならトマトをかじりましょう。

トマトジュースって甘いでしょ。甘いということは糖分が入っているということです。まあ、診察のときに飲んでもいいかと聞かれれば、ギリギリOKということにはしていますが。ミキサーで砕いてジュースにすることでGI値は上がってしまいます。だからトマトジュースじゃなくて、トマトをかじるか刻んで食べるのがいい。噛むということは個体が残っている状態だということで、液体のジュースより吸収は遅くなります。リンゴなども同じです。

これは野菜に限ったことではありませんが、歯ごたえのある食品ほど消化に時間がかかって吸収は遅くなる。昔の小学校で「なんでも食べますよく噛んで」って標語があったけど、なんでも軟らかく食べやすくなっている現代に復活してほしいものです。

果物もジュースにするとすごく吸収が良くなる

Q 果物はGI値が低いから、毎朝食欲のない私は、朝食の代わりに100%のフルーツジュースを飲むことに決めています。

A **残念ながら、ジュースは血糖値を急激に高くします。100%でもダメです。**

たとえ食欲がなくても、朝の胃は空っぽだから、身体の活動を促すために果物を「食べる」のならいいと思います。というのは、果物というのは全般に、甘い割に意外とGI値が低いからです。しかしジュース、つまり液体にすると、吸収が良く（GI値が高く）なってしまいます。だから果物の代わりに100%のジュースっていうのは糖質制限ではダメなんです。これは覚えておいたほうがいいでしょう。

スポーツ飲料は糖分が多い。日常的に飲んではいけない

Q いわゆるスポーツ飲料なら健康に配慮しているはずだから、安心して飲めますね？

A ちっとも安心ではありません。砂糖が入っています。ほとんどの清涼飲料水と称するドリンクも同様です。

いわゆるスポーツ飲料には、健康的なイメージがあるようだけど、砂糖もナトリウムも結構な量が入っています。あれは運動のあとの身体に電解質（ここではナトリウム、カリウム、カルシウム、マグネシウムといったミネラルを指す）を補給するのにはいいのであって、特に砂糖が入っていることには注意が必要です。

コーラはダメだけどスポーツ飲料はいいと思っている人、お年寄りなどに多いけど、それは間違いです。吸収がすごく良くて、すごく糖が多いのだから、日常的に飲むべきじゃない。

単にのどが渇いたからと、こういうものをゴクゴク飲むと、大量の砂糖を取り込んでしまうことになります。

清涼飲料水というジャンルの飲み物も、砂糖、糖類がかなり入っていて、液体だから吸収がいい。だからスローな糖質制限という点からはお勧めできません。

要するに、入っている成分だけを考えれば摂ってもよさそうであっても、またカロリーで考えれば問題がなさそうであっても、スローな糖質制限においては吸収がいいため「スローにならない」から、清涼飲料水はダメということです。

少しずつ何回にも分けて飲めばいいじゃないかって？　そうかもしれないけど、のどが渇いているときに1本買うと、一気に飲んじゃうのではありませんか？

トクホ飲料は、効果はともかく割高なのがいただけない

Q 特定保健用食品の飲み物は公のお墨付きをもらってるんだから、効果があるんでしょ？

A **私は存在も効果も否定はしないけど、特にお勧めもしません。**

飲む人が費用対効果をどう考えるか次第ですね。確かに特保の指定を受けた商品で、糖の吸収を穏やかにする効果をうたっているお茶などが出ています。お墨付きがあるのだから、もちろん多少なりとも効果はあるんだろうけど、割高でコスパは悪いですよね。それに、たとえばずっと決まったトクホ飲料を飲んでいて飽きてしまったとき、代わりに飲みたいトクホ飲料がないかもしれない。つまり継続性にも疑問があります。

これは特保の飲み物全体に対する私の考え方なのですが、その存在は否定しないけれど、特にお勧めもしません。普通のお茶で十分だと思うが……。

血糖値を上げない人工甘味料使用の飲料は、一定量なら飲んでよい

Q 糖類ゼロとか糖質ゼロをうたっていても、甘い飲料はすべて避けたほうがいいですか。

A 甘いものが全部いけないわけではなく、「なにを使って甘さをつけたか」が問題。砂糖ではなく、吸収の悪い甘味料を使っているなら、血糖値を上げないから飲んでいいのです。

飲料のラベルなどに印刷されている栄養成分表示にある「ゼロ」や「オフ」などの表記は、健康増進法に定義があって、「無糖」以外は少しずつ糖が入っています。

ゼロなのに甘いのは人工甘味料を使っているから。アスパルテームとかスクラロースなどがよく入っているけど、どれも吸収が悪いように作られていて、血糖値を上げにくいのです。

それに糖質制限に影響があるほどの量は入ってないので、一定量に止めるのであれば、飲ん

でいいのではないかと思います。

要するに、甘いのがみんないけないのではなく、甘さのつけ方次第ということで、砂糖じゃなければいいわけです。だから、甘いものを飲みたくなったときには糖類ゼロのコーラみたいなものにすればいいのでは。ただ、吸収が悪いということは消化が悪い（難消化）ということなので、体調によっては下痢をすることもある。注意する必要はあるでしょう（33ページ図1参照）。

実例②

体重が減った！ 血糖値が下がった！
お酒を飲んでつまみも食べてデータ改善

Mさん（62歳、男性）

52歳のとき、高血圧で初診、降圧剤開始。2年後に脂質異常症で、薬を追加。59歳で重要な仕事を任され超多忙に。毎晩会合と懇親会が続くようになりました。飲酒量が多いので脂肪肝ですが、血圧、脂質の値は良好。食後血糖値126、HbA1c 5・8%と正常範囲でした。しかしこの生活が3年続くと、さすがに体重が増加、血糖値も上がります。61歳の受診時に食後血糖値148、HbA1c 6・5%となりました。

「すごく忙しいようですね。身体を犠牲にして、というところですか」

「その通りです。土曜、日曜も出勤することが多くて大変です」

「夜は夜で会合があって、終わったら懇親会ですか」

「立場上仕方がありません。食べ過ぎ・飲み過ぎは確かです。今、83〜84kgあります」

「血糖値が上がっているので要注意です。糖尿病予備軍というレベルですよ」

このときはデータの悪化を伝えただけで、Mさんも多分聞き流したようです。生活は相変わらずですから、その後も血糖値はじわじわ上がります。次の受診は3か月後でした。

「具合が悪そうですね。相変わらず忙しいのでしょうね」

「はい、忙しいばかりで。身体もだるいし、最悪です」

「今日の血液検査は大変悪いですよ。血糖値202、HbA1c 7・8%、本物の糖尿病レベルです」

「え、200ですか……、薬が必要ですか」

「まだ薬は飲まないほうがいいと思います。まず食生活を変えてください。野菜を十

分に摂って主食は減らす。ご飯は1食当たり半膳くらいが目安です。それから禁酒とは言いませんが、アルコールも減らしてください。できれば日本酒は止めて」

「話題になっている糖質制限ですね。今までご飯2杯食べていましたから減らします」

「きちんと実行すれば血糖値は絶対下がります。体重も減ります。主食を減らす代わりにおかずはしっかり食べてください。魚、野菜、大豆製品が安全ですが、肉でもかまいません」

「分かりました。意識してご飯を減らして、野菜を増やすようにしてみます」

それから2か月後、体調は良さそうです。

「元気そうですね。血糖値がマイナス60で142、HbA1cがマイナス1・3％で6・5％です」

「体重が4㎏減って79㎏になりました。動くのが楽になりました」

「2か月で4㎏はすごいですね」

「血糖値200がすごくショックで、生活を変えました。朝はご飯半膳と味噌汁に豆腐、煮物少々、それにヨーグルトとトマトジュースです。昼の弁当は、半分のサイズの弁当箱にして、ご飯半膳、蒸しキャベツとサラダたっぷり、卵焼き、焼き魚、煮物という感じです」

「劇的に変えたわけですね。夕飯とお酒はどうしてますか」

「日本酒は止め、焼酎や辛口の赤ワインを考えながら飲んでいます。つまみはしっかり食べますが、ご飯はなしです。うどんやラーメンも止めています」

「飲み過ぎてタガが外れないようにしてください。すごく良くなってますからこの調子で」

「きつかった背広が着られるようになって、頑張った甲斐がありました」

2か月後に定期受診しました。

「その後どうですか」

「朝と昼は弁当ですから大丈夫です。体重は78kg、1kgしか減りませんでしたが」

「奥さんのおかげですね。検査結果は血糖値130、HbA1c 6・2%と、いい線まで落ちています。体重が減らなかったのは晩に問題があるのかな。特にお酒ですか」

「親戚の集まりが頻繁にあり、結構日本酒を飲んでしまっています」

「ときどき日本酒を飲むのはかまいませんが、毎日はまずいですよ」

「それで、75kgまで減らそうと思い、暇があれば昼休みなどに歩いています」

「運動も始めたと。確かにデータが良くなっていますから、今の生活を続けてください」

Mさんの場合、職務上の会合や宴席が多いのは仕方なさそうです。かなり飲んで、つまみも食べているのにデータが良くなっているのは、糖質制限効果の証しです。しかし日本酒を飲み始めたのは赤信号。量も増えているようなので、糖尿病正規軍に逆戻りしてしまうかもしれません。

スローな糖質制限・ケーススタディ

間食・おやつの摂り方は？

Case.3

おやつは、どんなものなら食べてよいかを知っておく

Q 3時のおやつは誰にとっても昔からの習慣です。それを食べるな、というのは酷ではないですか。

A もちろん食べてかまいません。ただ、血糖値が高くて糖質を制限しなければいけない人が、健康な人と同じものを食べていいはずがありませんよね。

一つには、子供の頃からの「3時のおやつ」のイメージで、大人になってもおやつ＝お菓子と誤解している人が多いようです。当然ですが、砂糖や炭水化物いっぱいのお菓子が「おやつ」である必要はありません。スローな糖質制限では、おやつは果物が中心です。

安心なのは果物、海藻・昆布の加工品、寒天、木の実（ナッツ）など。できれば止めておきたいのはせんべい、チョコレート、ケーキ、洋菓子、和菓子などです。

果物は、リンゴなら目安として半分、ミカンなら小さめのもの2個、バナナなら1本。バナナはおなかにたまるしエネルギーも低いのでオススメです。で、厳密に言うならあとは食べてはいけません（といっても、守れない人が多いようですけど）。

果物のゼリーもありますが、吸収が早いので良くありません。甘い味がついていて吸収のいいものはダメなんです。こんにゃくゼリーは、あまり問題なさそうです。

甘くないしカロリーも低そうだということで、せんべいはいいと思ってしまう人が多いんですが、原料が米だからいけません。結構エネルギーは高いし、ＧＩ値も高い食品です。

ナッツは吸収がゆっくりなので、一定量ならいいですね。だから柿ピーがあっても柿の種は止めて、ピーナッツだけ食べるように（目安は20粒です）。

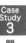

食事を摂る時間がないときは、果物をつまむのがベター

Q 超多忙で食事の時間をとれないことが頻繁にあります。そんなとき、ちょっとつまむならどんなものがいいですか。

A 食べるならフルーツにしましょう。

忙しくて普段通りの食事が摂れなくても、エネルギーの補給のために、また食生活のリズムを崩さないために、なにかを口にすべきです。そんなときに食べるなら果物でしょう。GI値が総じて低めで、甘みが元気をくれます。

特にすきっ腹では吸収が良くなるので、スナック菓子や砂糖が入っているお菓子はダメです。また、小腹が空いたとき用に引き出しに放り込んであるバータイプのスナックは、成分に注意を。血糖値が気になる人は止めておくのが無難でしょう。

間食は、GI値のほかに量にも注意する

Q 間食だけは、誰になんと言われても止められません。どんなものだったら食べてもいいでしょうか。

A 原則は禁止だけど、我慢できないならナッツ類か果物中心に、血糖値が急に上がらないものを。といっても、たくさん食べたら意味がない。量を控えることも大切です。

毎日の決まった食事のほかに間食をする場合、いちばんいいのはやはりＧＩ値が低いナッツ類です。その他のものを食べる場合も、ＧＩ値に注意して選んでください。

なお、食べるときは、意識して必ず少量に止めるようにしましょう。多忙などの理由で食事が摂れなかった分を補うときとは状況が違います。間食をたくさん食べてしまったら、１日分の糖質許容量オーバーは確実です。

干した果物には糖分が凝縮されているので禁止

Q 果物がいいなら、ドライフルーツのほうがすぐ食べられて楽ですよね。

A ドライフルーツは基本的に食べてはいけません。これはもう糖質制限の常識です。

果物にはGI値は低めのものが多いですが、もともと糖質を多く含んでいます。ドライフルーツにする（干す）と、サイズは小さくなりますが糖分は凝縮された形で残っています。だから干し柿なんか食べたら、てきめんに血糖値が上がります。

固いから消化が悪そうな気がするみたいで、食べていいかよく聞かれますが、患者さんには干した果実は絶対止めなさいと言っています。健康な人にとっては身体に良いイメージがあっても、血糖管理の観点からすると大変悪いのです。

いわゆるシリアル製品についても、シリアル自体は雑穀だからいいんだけど、なかにはドライフルーツが入ったものがある。あれは絶対にダメです。

フルーツ缶詰は果物というより砂糖菓子

Q フルーツ缶はシロップが甘くてダメそうだけど、飲まなきゃいいのでは。

A 果物とフルーツ缶はまったく別物。お菓子です。

全般的にＧＩ値が低めなのは〝生〟の果物です。これが缶詰になると、熱を加えて消化が良くなっているうえに、甘いシロップ漬けにしている場合がほとんど。果物本来の糖質も多いので、糖質コントロールにとっていいことは一つもありません。たとえシロップを飲まなくてもフルーツのなかにしみこんでいます。フルーツ缶は果物ではなく、砂糖タップリのスイーツの一種と考えるべきですね。

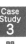

糖質制限をするなら、ケーキも大福もNGです！

Q 洋菓子はダメだけど和菓子ならいいって聞き、ケーキを止めて、もっぱら大福やどら焼きにしています。それは、両者を比べれば、和菓子のほうがカロリーが低いことが多い、ということでは？ 糖質制限からすれば、どっちもアウトです。

A 確かに洋菓子より和菓子、とは言われるけど、それは全体としては洋菓子のほうがちょっと糖質が多くてカロリーが高いため。スローな糖質制限の観点から見れば、ケーキも大福も完全にアウト。砂糖をたくさん使っている点ではどちらも同じですから。でもあんこは元が豆だから健康に良さそうだって？ しかしあんこは吸収のいい食品の最たるもの。なにしろ煮たうえに原形がなくなるまでつぶしてあるんですよ。消化がいいものはダメなんだから。

ですからコンビニの棚の前で大いに迷った末に、ケーキやシュークリームを止めてどら焼きにしたからといって、全然意味はありません。

芋をはじめとする根菜類のほとんどは、炭水化物が多く血糖値を上げる

Q おやつの焼き芋が、冬の間の楽しみなんです。繊維も摂れそうだしコレはOKでは。

A 大変残念ですがOKではありません。お芋を食べてしまったら、夕食のご飯はナシにしてください。

特に冬になると、焼き芋を食べる人ってすごく多いようですね。昔より屋台は減ったみたいだけど、近頃はスーパーでも焼きたてのを売ってるし。ただ、繊維質が入ってるから身体に良さそうに思えるけど、根菜類は概してGI値が高いものです。糖尿病の患者さんたちにはよく言うんですが、パンや麵類に注意するのと同じように、お芋にもご用心を。冬に「今日の検査の数値はおかしいね」っていうときには、原因の多くが焼き芋です。だから、焼き芋を食べたあとで食事を摂るなら、ご飯はゼロにしなければ。

素焼きのナッツ類は酒のつまみにも向いている

Q ナッツ類は血糖値の上がり方がゆっくりなようですが、バターピーナッツやアーモンドなど、油で揚げたものでもいいのですか。

A 殻つき落花生とか焼アーモンドなど、ノンオイルのものもいろいろありますので、それを選びましょう。

特に殻つきのピーナッツ(落花生)や焼きアーモンド、その他の素焼きにしたナッツ類がスーパーなどで売られています。そういうものなら、油を使っていないうえにGI値が低いということで、間食や酒のつまみにはもってこいです。ただし、もともとのカロリーが高い食品なので、適量を守ることが前提になります。食品交換表では、ピーナッツなら約20粒がご飯1杯分となっています。

実例③

体重が減った！ 血糖値が下がった！

大好物の甘いお菓子を減らして14kg減

Yさん（59歳、女性）

2013年、人間ドックで糖尿病と脂質異常症の所見。空腹時血糖値139㎎／dl、HbA1c 7・2％、総コレステロール264㎎／dl、中性脂肪194、身長160㎝、体重80kg（BMI 31）でした。

「血糖値、コレステロール、中性脂肪が高いですね」

「仕事を辞めて通勤がなくなり、運動量が落ちて体重がどんどん増えてしまいました」

「スポーツをすれば、体重は間違いなく減りますよ」

「以前は、長くテニスをやっていましたが、今は膝が痛くてとてもとても……」

「減量して、膝の負担を軽くしないとテニスどころではないですね。減量にはエネルギー制限も大事ですが、糖質制限が最近の流れです。できることから実行してください」

栄養士が指導を行い、1か月1～2kg減を目標にダイエットに取り組むことになりました。

《指導前の食事》

朝食：ご飯大盛り1膳、3～4品のおかずは量が多くて野菜は少ない。果物は必ず

昼食：ご飯大盛り1膳、おかずは2～3品。家族が残した分も全部食べてしまう

夕食：ご飯大盛り1膳、肉料理中心に3～4品。マヨネーズたっぷりのポテトサラダなども

間食：午後3時頃に菓子。食べ始めると止まらないことがある。寝る前にクッキーや果物

《担当栄養士のアドバイス》

①お菓子は原則止める。我慢できないときは和菓子1個またはクッキー2枚まで
②ご飯は茶碗に軽く1膳に。主食のパン、麺類なども量を減らす
③果物は1日ミカン小3個またはリンゴ小1個まで。緑黄色野菜を取り混ぜて毎食両手1杯分の野菜を摂る。芋類を食べるなら少量に
④まず野菜から始め、次に魚や肉、最後にご飯というイメージで食べる

Yさんはお菓子が大好き。寝る前には果物やせんべいも食べるという生活でした。「いちばんの問題は、目につく場所に菓子や果物があると、つい食べてしまうことです」とはご本人の弁。買わないように頑張るしかありません。食事に野菜を取り入れるよう強く進言しました。

《指導後の食事（3か月後）》

朝食：ご飯小茶碗軽く1膳をなるべく最後に食べる。主菜（魚や肉）は掌サイズのもの1品。副菜には野菜の煮物を多く

昼食：朝食と同じ
夕食：最初にスライス玉ねぎを1個分。ご飯小茶碗軽く1膳はなるべく最後に。主菜・副菜は魚類と大豆製品、野菜中心のメニューにし、揚げ物は控える
間食：できるだけ食べない。食べる場合は1個だけ。寝る前の果物と菓子は止める

「体重が5kg減で75kg、HbA1cがマイナス1%で6・2%、理想的な落ち方です」

「ご飯は減らし、野菜から食べています。ゆっくり噛んでいると、野菜だけでおなかいっぱいになることが分かりました。近頃は最初にスライスした玉ねぎを1個分食べています」

「順調に食生活が変わっているようですね。でも玉ねぎ1個というのは結構な量ですね」

「テレビで、玉ねぎが血糖値を下げるという話があったので……」

「直接血糖値を下げるかどうかはデータがありませんが、含まれている食物繊維が糖質の吸収を遅くするから、血糖値が上がりにくくなると思います。続けてみてくだ

さい」

好物のお菓子とご飯を減らし、大量の野菜から食べ始める努力を続けたYさんは、18か月で14kgの減量に成功、検査データも著明に改善しました。

スローな糖質制限・ケーススタディ

食生活・食習慣の考え方は？

Case.4

糖質を減らした分は、タンパク質や脂質で補う

Q 基本的なことですが、糖質さえ制限すれば、油やタンパク質を摂ってもいいんですか。

A **そう。正確に言うなら「適量は摂ったほうがいい」ということです。**

スローな糖質制限では、油がちょっと多くてもいい、肉を食べてもいいというように、脂質やタンパク質についての制限は緩やかです。だって、主食の炭水化物を減らすんだから、当然おかずのほうは脂質やタンパク質を増やさなければバランスがとれません。今まで6割ぐらいが炭水化物だったところを、5割以下に下げれば、減った分は別のなにかで補う必要があります。糖質制限は食べる量を減らすことでウエイトをコントロールする方法ではないのですから。

なお、スローな糖質制限では、どうしてもタンパク質が多めになります。腎臓に問題がある人は、主治医と相談してから挑戦するようにしてください。

決まったリズムの食生活が消化・吸収を安定させる

Q 毎日3食きちんと食べましょう、と教育されてきました。でも退職してからはゆっくり起きるようになり、1日2食で十分満足なのですが。

A 習慣として毎日が2食になっているのならかまいません。

要は食生活のリズムの問題ですね。昼は食べない、というのが決まったリズムなら、それはそれでいい。たとえば午前10時過ぎに食べて、次は夕方の6時というように、1日2食で決まっていれば、消化・吸収やインスリンの出方などのリズムが安定します。ですから、本来朝食は1日のスタートに欠かせないエネルギーで、食べるべきものですが、もともと朝は食べないとか、コーヒーだけというのが習慣になっているなら、リズムはとれていることになります。

ただし、3食分の半膳×3を2食に分けて0・75膳ずつでリズムを作るのはいいですが、それ以上は盛らないこと。１回分のご飯としては多すぎます。

いけないのは、食べたり食べなかったりの生活。食べ放題バイキングのために何食も我慢しておいて、いざドカ食い、なんていうのは最悪です。本当におなかがすいてから食べると、急激に血糖値が上がり、大量のインスリンが分泌されます。すると急に血糖値が下がり、また食べたくなるという悪循環に陥ってしまうんです。

Q 食べる量にかかわらず、早く食べると血糖値が上がる子供の頃から早食いです。なにか影響がありますか。

A 「ゆっくり」はスローな糖質制限の大原則ですから、もちろん早食いは悪影響大です。

早食いは血糖値を上げます。食べた量が少なくても、早く食べれば血糖値というのは上がるから、そうならないように時間をかけて摂るのが基本です。糖質を少なくしておいて十分に噛めば、ゆっくり身体に入っていくから、血糖値が上がりにくくなります。

なお、もともと吸収が遅い炭水化物であっても、早食いすれば血糖値は上がりやすくなります。食事のとき、一つの器を食べ切ってから次を食べたりはしませんよね。GI値の違う食品が胃のなかで一緒になるのですから、すべてをゆっくり食べるのが基本です。食事は余裕をもって会話など楽しみつつゆったりと。

野菜、魚、肉。バランスの良い食生活が家族の健康を作る

Q 家族での夕食はカレーやハンバーグ、揚げ物など、子供の好きなものが中心です。糖質制限のための野菜メニューが、全然ないことも……。

A 子供の将来のためにも、バランスのいい食事を。嫌がるだろうと思うメニューも出さないと、食べる習慣がつきません。出して慣れさせるのがいちばんですよ。

野菜が少ないのは、あなたはもちろん、子供の将来にとってもよくありません。家庭料理は野菜を多くして、魚と肉のバランスをとるのが基本です。そしてできるだけ魚のほうに傾かせるようにしてください。確かに子供は一般に、お肉が好きで味付けの濃いものが好きです。でも食事ではいろいろなものを食卓に乗せて、慣れさせるのがいちばん。食べていないのに見た目や匂いで嫌っていることも多いはず。子供の将来の健康は親の責任です。

酢を使えば、スローなメニューが簡単にできる

Q 私は酢の物が好きで、お酢が身体にいいという最近のブームは心強いのですが、家ではあまり登場しません。

A GI値を下げる効果があるから、お酢を活かした料理はオススメです。

血糖値を下げるには酢の物がいい、などと言われるように、酢には吸収を遅くする作用が期待できます。ポピュラーなメニューはきゅうりの酢の物かな。それから玉ねぎの酢漬けとか。近頃は血糖値が高い人に、玉ねぎを食べている人が結構多いですね。効くかどうかよくわかりませんが、食物繊維も含んでいるわけだから、酢漬けはいいと思います。

子供は酸っぱいものが嫌い、というのは先入観で、たとえば酢豚は好きでしょ。まあ、エネルギーが高い料理だから、頻繁には出さないほうがいいけど。子供の頃からお酢を使った料理を食べるのは将来的にいいことなので、いろいろ工夫してみてください。

Q おかずの大皿盛りはできれば避けたい！

我が家の夕食はたいてい、みんなでつつく大皿料理スタイルです。

A 子供と張り合ってお肉の取り合いなどしないように。食べ過ぎ厳禁！

食卓の真ん中に大皿てんこ盛りのおかずをどーんと置いてみんなで食べる。和気あいあいな感じでいいですね。ただし注意したい点がありますので、心に留めておいてください。

一つは、どれだけ食べたか分かりにくいこと。四方からお箸が伸びてくる状況では知らず知らず競争意識が働く（場合が多い）ものです。結果、許容限度を超えて食べ過ぎやすい。本当は、制限している人のおかずは一人ずつ盛るほうがいいのです。

そして、好きなものばかり食べてしまいがちなこと。野菜もお肉も一緒に盛ってあると、どうしても好物に目が行きます。あなたが無類の野菜好きならまあいいですが、肉好きならご用心です。

糖質制限中の人も健康な人も、夜食はいけない

Q すごく時間が不規則な仕事で、午前2時や3時終了などしょっちゅうです。夜中に食べると太るといいますが、さすがにこういう日の夜食はしょうがないと思うのですが。

A **夜遅くなると、肥満遺伝子が動き出します。心を鬼にして言いますが、理由はどうあれ、あなたは夜食を我慢すべきです。**

夜食は原則禁止です。夕食後に不規則勤務などで遅くなることが分かっているときは、早めに腹八分の食事を摂るようにしてください。それでも深夜の2時や3時に仕事が終わったとき空腹に耐えられないなら、ごく軽く食べて眠るように。

なぜ夜遅い時間の食事が悪いかというと、夜の8時、9時になると生活のリズムを作っている体内時計に関係する遺伝子のうちの一つ、その名も「肥満遺伝子」が活発に動き出すことが証明されているから。これが動き出すと、食べたものが脂肪となってたまる方向に行っ

てしまうのです。今の時代、夜更かしの機会がすごく多いから、十分気をつけるべきでしょう。寝る前2時間は食べるなとか、夜遅くに食事をするなというのは、この肥満に関連する遺伝子との絡みで言われることなのです。

毎日夜更かしが普通の人も、食事は早めに摂る。夜中におなかがすいてもできれば我慢して、朝食をしっかり食べましょう。バランスのいい朝食を摂ると体内時計がきっちり動くようになり、身体のリズムがつきやすくなります。1日のスタートと終わりをちゃんとして、リズムを守りたいものです。

余談ですが、私は患者さんには午後9時を過ぎたら食べ物は一切ダメ、と言っています。もちろん太った人にも痩せた人にも言うのですが、痩せてる人っていうのは概して夜は食べない。で、太ってる人っていうのはたいていてい食べてるんですね、やっぱり。

朝食に限らず、栄養素のバランスがとれていれば和洋中は問わない

Q 用意が簡単なので朝は洋食にしがちです。和食と洋食では、どちらが朝食に向いているでしょうか。

A **お好きなほうを。要はバランスです。**

どちらが朝食に向いている、ということはありません。考え方はどちらも同じで、炭水化物少量とタンパク質、それにビタミンやミネラルをバランス良く食べる。これに尽きます。和はご飯半膳、洋は食パン8枚切1枚の鉄則を守って、あとは野菜や具だくさんの味噌汁、ヨーグルトなどの乳製品など、ある程度バランスがとれていればＯＫです。

手作り弁当の必須条件は、ご飯を少なく、野菜を多く、魚か肉を入れる、の3つ

Q ランチでも糖質制限できるように、夫に手作りのお弁当を持たせようと思います。アドバイスをお願いします。

A 弁当は手間がかかって大変ですが、制限食に仕立てやすいので、頑張ってください。

今はOLさんのほか、男性にも弁当持参の人が多いようですね。糖質制限のためのアドバイスとしては、ご飯は少なく、野菜を多く、それに魚を入れる（ときにはお肉でもいいんですが）ことです。この3つは守ってください。

私の患者さんのなかにも、奥さんに作ってもらうことにして弁当に変えた人が結構いますが、普通の弁当と違って、奥さんの理解と協力が重要です。だって、昨晩の家族の余り物を詰めるんじゃなくて、糖質制限を考えた献立を新たに用意してもらうことになるんですから。

Q 週に1回、例外として好きなものを食べていいことにしてもよい

A 糖質制限をなんとか続けていますが、そろそろ我慢の限界が来そうです。頑張ってる自分にご褒美ということで、週に1回、制限をぐっと緩める特例を設けてもいいですよ。

最近ほかにすごく制限から外れるような食べ方をしていないなら、たとえばラーメンが好物であれば、週に1回ぐらいは食べてもいいことにしましょう。だって、ガマンできない〜！というときはもう仕方ないですから。週に1回というのは、考えようではかなりの救いだと思います。でもこれぐらいの逃げ道を用意しておかないと、続けられないですからね。頑張っている自分にご褒美ということで、スイーツとかディナーとか、それぞれに逃げ道を考えてください。

つまり例外を作ってもいいということですが、もちろん例外が続いてはいけない。一度で

済まなくなったらきりがなくなって大変まずい。そこは自分で厳密にやらないといけません。制限を続けている患者さんのなかにも、病院を受診して検査して、そのあとで好きなものを食べて帰るのを楽しみにしてくる人がたくさんいます。ガッチリやると続かないから、そんなふうに楽しく続けるのがいいですね。

予備軍を脱したからといって、油断しないように！

Q この前まで予備軍だったけど、頑張って正常範囲まで血糖値を下げました。元の食生活に戻していいですか。

A **あたりまえだけど、また予備軍にならないよう今の数値を維持する必要があります。本当に食生活を元に戻したら、数値も元に戻りますよ。**

予備軍になる前がどんな状態だったかにもよりますが、元に戻しちゃったら意味がないでしょ。大いに改善したのなら少し緩めてもいいかもしれないが、基本は現状維持すること。そのためにいいのは、定期的に血糖値を測ることですが、それは大変です。そこで身近でいちばん簡単にチェックできる方法としては、体重を量り続けることです。毎日気をつけて、増えていなければいい。でも横ばいから増え始めたら要注意。目標は標準体重ほど厳密でなくても、身長マイナス１００ぐらい、たとえば１６０㎝だったら60㎏をキープできていれば大きな問題はないでしょう。ＢＭＩ値なら25を超えないようにしたいですね。

タバコには絶対に手を出してはいけない

Q タバコ止めたら太ったっていう人、多いですよね。食べたいのを我慢するために、ほんの少しぐらいなら吸ってもいいのではないでしょうか。

A タバコは論外中の論外。お話になりません。

他項でも述べているように、お酒はある程度許容できます。しかしタバコは吸っていること自体が問題外。なぜか。百害あって一利もない。身体に悪いことがあまりにも明白だからです。今は喫煙していると、医者なら日本循環器学会などでは会員になれません。だから医者の喫煙者はすごく減っています。食べたいのを我慢するためにタバコに逃げる、なんていうのはとんでもない愚行です。

実例④

体重が減った！ 血糖値が下がった！

飲兵衛の甘党、注射が怖くて一大決心

Nさん（62歳、男性）

54歳で糖尿病、高血圧の診断を受け、薬を服用。2年後から私の外来を定期受診。当時、血糖値140、HbA1c 7・2%、血圧135／80と良くも悪くもない数値でした。しかし2年後、突然HbA1c 8・4%と悪化。「定年シーズンで送別会が多く、飲酒量が増え、運動は全然していない」とのこと。努力を促したうえで薬を追加しましたが効果がありません。

「生活が緩んだんですか。悪い状態が長いので、しっかり見直さないと合併症が出ますよ」

「毎日が不規則だし、運動ができていないし、酒も飲んでるので……」

「今、薬を3種類使っています。これでダメなら次は自己注射になってしまいますよ」

「え、注射はちょっと……。自分で針を刺すなんて……」

「では栄養指導を受けて、生活を変えてください」

《担当栄養士報告》

●1回目：HbA1c 8・3％「食事、就寝、起床とも一般と時間がずれている。1か月前から大福などの甘いもの、飲酒の頻度と量を減らしている。食事は主食を極端に減らし、大豆製品を増やした（間食に納豆を食べるほど）。食品選択、摂り方のバランスについて話した」

●2回目：HbA1c 7・2％「1回4〜5合の日本酒からウイスキーダブル2杯に。週に2〜3枚食べていた板チョコを小さな洋菓子1回に。仕事が不規則で1日4〜5食だが、量の少なさには慣れつつある。体重1kg減。夏に向け、好物のビールとアイスクリームが心配とのことで、摂取量調整を話し合った」

●3回目：HbA1c 6・5％「1日3食に変更中。間食はモズク酢に。酒が焼酎のときは1合で我慢。外食もエネルギー量を意識して選択、ご飯は残している。1日1600～1800kcal。体重は変化ないが2～3kg減量したいと意欲的。急に減らさず、改善中の食事の習慣化を勧めた。低血糖はない」

「すごいですね。食事を大改革して、お酒も間食も変えたわけだ」

「でも、お酒と食事だけでこんなに良くなるなんて、信じられません」

「これだけ変えられる人は少ないですよ」

「先生の〝次は注射〟っていう言葉で決心しました。自分で針なんて、絶対に刺せません」

〝注射〟が効いて、極限に近い努力をしています。血糖コントロールの鍵は食事であることを見事に証明する症例です。3回の指導で、Nさんが男性糖尿病患者に多い〝飲兵衛の甘党〟だと分かりました。あとはそれに注意しつつ、リバウンドが防げれば大成功です。

スローな糖質制限・ケーススタディ

調理法の選び方・調味料の使い方は？

Case.5

健全な食生活の基本は「煮る」「蒸す」と「茹でる」調理法

Q 主婦です。調理方法の良し悪しを教えてください。

A 糖質制限に限らず、健康にいいのは「煮る」「蒸す」と「茹でる」。できるだけ減らしたいのが「炒める」と「揚げる」ですね。

なんといっても油を使わない「煮る」と「蒸す」と「茹でる」がオススメです。「焼く」については、フライパンを使うのではなくて網焼きにするのがいい。だから焼き網を通して脂を落としている焼肉屋さんはＯＫの部類に入りますね。同様に焼き鳥も、油を落としているし、揚げていないからいいでしょう。いずれも食べる量はきちんと考えて。なお、どうしても炒めたいときは、焦げ付かないフライパンを使って、油はできるだけ少量に止めるよう心がけてください。

Q 油で揚げたり炒めたりする調理法は、糖質制限でもいけないんですか。

A てんぷらやカツは衣が問題。続けて食べないこと

エネルギー制限だったらアウトですね。糖質制限からすると、特にてんぷらの衣が要注意。薄い衣を心がけて、連日は避けるように。

糖質制限の観点だけからすると、油は絶対ダメというわけではありませんが、どうしてもエネルギー過剰になるので回数を減らしたほうがいいでしょう。糖質制限ということで緩く考えるにしても、たとえば揚げ物のメニューが続くと、衣はパン粉とか小麦粉だから血糖値は高くなる。だから続けなければいいんです。特にてんぷらは、それ自体は否定しないけど衣が薄いのを選ぶ。自宅で揚げるなら衣をつける腕前も試されますね。

Q オリーブ油はほかのオイルよりはいいが、使いすぎない

油のなかでは、オリーブ油だけが身体にいいって聞きました。

A

地中海食で使われていますね。成分を比較すればほかのものよりはいいから、使うならオリーブ油でしょう。ただし油であることには変わりないので、量には注意して。

家庭で野菜サラダに使うということであれば、オリーブオイルがいちばんでしょう。オリーブオイルには、その抗酸化作用によって心筋梗塞を減らすなどの、確かなデータがありますので。

しかしオイルであることに変わりはないですから、じゃぶじゃぶ使っていいということではありません。

Q 酢やレモン汁は、食物の身体への吸収を遅くしてくれる

調味料のなかではなにがオススメですか。

A お酢は吸収を遅くしてくれる。だから、食事の最初に酢の物を食べるといいですよ。

「さしすせそ」のなかでは、なんといっても酢でしょう。酢は食べたものの吸収を遅くする、つまりGI値を落とす働きをします。だから食事では酢の物などを真っ先に食べるといい。レモン汁をかけたものでもいいですね。

ところでドレッシングにはたいてい酢が使われています。だからノンオイルの製品ならほかのものよりはいいと思います。ただ、成分表示をよく見て、なるべく炭水化物が少なくてエネルギーの低いものを。ドレッシング選びでは、低エネルギーであることが大切です。

どんな調味料でも、少量であれば使ってOK！

Q お酢以外の調味料は、ダメってことなんですか。

A そんなことはありません。いずれも大量に使えば問題がありますが、おいしくいただくために、少量を心がければ使ってかまいません。

糖質制限の立場からいうと、味噌とか醤油というのはそんなにたくさん使うものじゃないし、油も入ってないからいいんじゃないかな。ただ塩分は多いから、血圧が気になる人は注意すべきですが。酒やみりんも調味料として使う程度ならＯＫです。

砂糖は、使うならなるべく少量に。ソースやケチャップにも砂糖が入ってるけど、少量なら必ずしもダメというわけではない。だってソースがなかったら、とんかつなんかおいしくないし。まあ厳密に管理するならソースは止めてレモンでも絞ったほうがいいけど、我々が目指しているのはあくまで穏やかな糖質制限だから、そこまでしなくていいです。

Q マヨネーズは、糖質は少ないが高エネルギーなのが問題

マヨネーズの表示を見ると糖質が少ないです。だから使ってもいいですよね？

A **含まれている油の量がすごいから、少量に止めて。糖質制限であっても、エネルギーに無頓着では血糖値は下がりません。**

確かに糖質は少ないけど、マヨネーズは含んでいる油の量がすごくて、基本的に高エネルギー食品。ケチャップやソースと比べれば、まあ少しはましかな、という程度です。やはりほどほどにしておくべきでしょう。糖質制限であっても、エネルギーについて無頓着では絶対に血糖値は下がらないので、ある程度は視野に入れておかないと。だからいずれもダメとは言わないけど量を考えて。なお、近頃は糖質が入っていないマヨネーズも売られているようだから、それを少量ならよりいいんじゃないかな。

人工甘味料に含まれる糖質は血糖値に影響を与えない

Q 料理に甘みをつけたいときに、人工甘味料を使っています。血糖値が気になる場合は良くないですか。

A 大丈夫。成分表示に糖質◯gなどとあっても、人工的に作られた甘味料は、砂糖を含んでいないからです。

調理のときに人工甘味料を使って甘く味付けするのはＯＫです。病院でも、栄養士が患者さんに食事の指導をするときには、希望者に人工甘味料の使い方を紹介していて、大勢の人が使っています。煮物に使うのもいいし、おやつを作るときなどに甘さを出すにも十分です。

人工甘味料は、糖質を少し含みますが糖類はゼロであるものが多く、砂糖と違って血糖値を上げません。いろいろな種類の商品が出ていますから、上手に活用するといいですね。

Q 砂糖の代わりに使えるなら、ビタミンやミネラルを含むハチミツを

ハチミツは自然のものだし、砂糖も入ってないし、良さそうに思いますが。

A 上手に使えば砂糖より身体に良い、とは言えます。

純粋なハチミツは高ＧＩですが、砂糖に比べてエネルギーが低く、ビタミンやミネラルも含んでいます。ですから、用途によって砂糖の代わりにできるのであれば、うまく使えばいいのでは。ただしエネルギーが低いといっても、ダイエットに使えるほどではありません。ではバタートーストよりハニートーストがいいかというと、それは人によります。油をとるか糖をとるかってことですから。いずれにしても、塗る量は控えめに。

ゴマは油を多く含むが、大量摂取する食品ではないので影響はない

Q ゴマは健康にいいって言いますが、糖質制限にもいいの？

A 大量に使うものではないので、糖質制限に影響はありません。抗酸化作用は評価できます。

ゴマは体内に発生する、増えすぎるといろいろな老化現象を招く活性酸素を減らす働きをするセサミンを含むから、身体にはいい食品であるといえます。成分としては油を多く含むけど、これだけを一度にたくさん食べるものではないから、影響はありません。

ゴマ油についての考え方は、オリーブオイルと同じ。つまり食卓で調味料程度に使う分には問題なし、です。

実例5

体重が減った！ 血糖値が下がった！

死ぬかもしれない？ と思って一念発起

Sさん（68歳、男性）

61歳で初診。血糖値135、HbA1c 7・1％、165㎝で75kgでした。前医でエネルギー制限食を指導され、2000kcalを超えない生活を実践中。その後4年間はHbA1c 7・5％前後でしたが、65歳の春から秋に血糖値が上昇。生活の変化を感じました。

「最近血糖値が高いな。HbA1c 8・5％です。どこかへ旅行でもしましたか」

「会合はたくさんありましたけど。定年になって解放されて、ダラダラと生活しています」

「ということは完全に運動不足でしょう。通勤ってかなりの運動量ですから」

「確かに運動は減りました。動こうという気にもならないので、家にこもっています」

「食事もダラダラですか。難しいと思いますけど、どこかで区切りをつけないと」

「確かに食べて飲んでばかりでは良くないですよね。考えます」

2か月経過。寒くなったことも響いてか、データが悪化しました。

「HbA1c 9・3%。悪くなり過ぎです。このままだと10%に手が届きますね。8%以上が続くと心筋梗塞や脳卒中が増え、死亡率も高くなるというデータがありますから」

「そんなに悪いんですか……。まあ、全然生活を変えていないので……」

「お酒が問題じゃないかな。できれば焼酎か辛口の赤ワインに。焼酎は1合ぐらいが無難です」

「ビールと日本酒が大好きなんですが。でも減らすことにします」

「それからご飯やパン、麺も減らして、野菜をしっかり食べる。これが原則です。きちんと実行できれば血糖値は下がりますから」

「自分でも気の抜けた生活だなぁ、とは思っていましたので。頑張ってみます」

2か月後、データは驚くほど良くなっていました。

「血糖値78、HbA1c 7・8％、合格点です。食生活を変えることができたんですね」

「ご飯は、朝は小さい茶碗に半分くらい、昼は小さいおにぎりか食パン1枚です。夜はときどき抜いています。それで体重が4kg減りました」

「野菜から食べていますか」

「レタス、きゅうり、トマト、セロリなどを大盛りで食べています。野菜だけで結構満足できるもんですね。おかずは煮魚、焼き魚中心です。夜は野菜スティックと刺身で、豆腐やさつま揚げ、ハムなんかも食べますけど」

「お酒のほうはどうですか」

「焼酎1合ちょっとにしています。日本酒を飲んだときは、ご飯を抜いたり……」

「食事以外で、ウォーキングとかは。変えたのは食事だけですか」

「運動らしいことは全然。食事だけで血糖値が下がったので自分でもビックリしています」

糖質制限の効果なのは間違いないでしょう。あとは、続けられるかどうかです。2か月後、データはさらに良くなっていました。

「頑張りましたね。HbA1c 7・1%ですから糖尿病学会のコントロール目標も間近ですよ」

「でも体重が2kgしか減らなくて、69kgです。もっとやれたんじゃないかと」

「1か月1kgで十分です。頑張りすぎると続きませんから」

「以前先生に、〝この調子だと近々お迎えが来る〟って脅かされましたから続けます」

「そんなことは言っていませんよ。HbA1cが8%を超えると死亡率が高い、というデータがあることはお伝えしましたけど。しかし数値がグンと改善してよかったですね」

「野菜をたっぷり、ご飯は少なく。やってることは簡単なんですけど」

「お酒も飲めるし、つまみはほとんど自由ですから、Mさんには好都合ですね」

「そうなんですよ。〝禁酒〟って言われていたら、多分やってなかったです」

4か月間で体重が75kgから69kgへ、HbA1cが9・3%から7・1%へ。ものの見事に糖質制限の効果が出た症例です。幸い苦になっていないようなので、続けられそうです。

スローな糖質制限・ケーススタディ

食品ごとの捉え方は？

Case.6

糖質制限ではカロリーよりGI値に注意する

Q 痩せなきゃ！　と思うと、どうしても食べ物のカロリーが気になります。

A それはダイエット＝カロリー制限というイメージが強すぎるからです。糖質制限では血糖値が急上昇しないように、食品のGI値に気をつけてください。

日本では歴史的に、体重管理の方法としてカロリー制限が使われ、推奨されてきました。ですから今でも、ダイエット＝カロリー制限と、多くの人が考えます。確かに病院食では患者さんそれぞれに摂取カロリーが設定され、献立ごとにカロリー表が添えられてきます。あれはプロの栄養士さんが綿密に計算して決めているのですが、毎食カロリー計算するとなると、一般人にはとても面倒。そこで糖質制限です。大雑把に食品のGI値に注意して、血糖値を急上昇させないようにしよう、というこの方法が昨今の流れになっているわけです。

Q 糖質制限では野菜＝葉物と考える

A

血糖値を下げるには、とにかく野菜をたくさん食べるのがいいと聞き、ニンジン、カボチャ、ジャガイモなど、片っ端から食べています。

野菜ならなんでもいい、ということではありません。甘みのある根菜類は概してGI値が高めなので血糖値を高くします。葉物野菜を中心にしましょう。

野菜といっても根菜類は大体ダメです。ニンジン、ごぼうなどは、高い割合で炭水化物を含んでいます。ニンジンは食べると甘いでしょ。ジャガイモをはじめとする芋類もGI値は高い。野菜を食べるなら、葉物中心がいいですね。根菜では玉ねぎぐらいかな。

ごぼうは食物繊維が多くて健康にいいと思ってる人が多いけど、実は高GI値。ただ、そもそもごぼうって大量に食べるものではないから、きんぴらごぼうを適量っていうんなら、食物繊維も摂れていいのでは。

種類を問わず、魚は中性脂肪・コレステロール値を下げる良質なタンパク源

Q 青魚が身体にいいって聞きますが、鯖とか、鯵とか、正直あんまり好きじゃないんです。

A どんな魚でも、コレステロールを増加させる飽和脂肪酸を含まないことに変わりはありません。お好きなものをどうぞ。

青魚が苦手って声は割とよく聞きますね。健康のために特に青魚が推奨されるのは、EPAとかDHAといった、血中の中性脂肪・コレステロールを下げる働きをする不飽和脂肪酸を多く含んでいるからです。ただ、それとは逆にコレステロールを増やすように働く飽和脂肪酸は、どんな魚にも含まれていません。だから糖質制限でのタンパク源としては、魚なら種類は問いません。

食べる主菜が魚6対肉4の割合であれば、肉の種類や部位は自由

Q 肉を食べてもいいっていうのはありがたいですが、やっぱり脂身の少ないとこを少しだけってことなんでしょうか。

A どんな肉でもかまいません。せっかくお肉を食べるのに、好きな部位じゃないのでは嬉しさ半減でしょ。ただし量は守ってください。

主菜のバランスについては、魚6に肉4ぐらいがいいと思います。ここで私が言っているのは、食事10回のうち4回前後は肉料理にしてもいいということ。つまり食べる頻度のことです。6対4が守れるなら、部位や脂身の多い少ないは自由です。そのへんを限定し始めると、おいしくないですから。もちろんステーキのデカいのを食べちゃったりするのはまずいんで、食べても上限を200gくらいまでにする必要はありますが。自分へのご褒美とか、家族の特別な日なら、焼肉屋で400gだってかまいません。これならかなり食べられますね。

豆は血糖値を上げない、優れた健康食品

Q 納豆が大好物で、毎日朝昼晩ともご飯にかけて食べています。かまいませんか。

A 豆類は低GI値だからいいですね。ただしズルズルッとかっ込まないで、ゆっくりよく噛んで食べましょう。納豆だけに難しそうですが。

そもそも豆類は糖質制限にもってこいの食材で、当然納豆も低GI値の優良食品です。1日3回食べたって、なんの問題もありません。ただ、何度も述べているように、ご飯は基本半膳ですから、余計なことですが小さいパックでないとバランスが変かも（?）。あるいは納豆だけ食べるのもいいと思います。ただ、納豆かけご飯はどうしても一気にかっ込みやすいから、早食いにはご注意を。

乳製品は摂取量を守れば、糖質制限の心強い味方に

Q チーズやヨーグルトに目がありません。頻繁に摂っても大丈夫ですか。低脂肪のものを選ぶようにしてはいますが。

A 量に注意する必要はありますが、乳製品は一食全体のGI値を下げ、血糖値を下げるのに貢献してくれます。食事では乳製品を先に食べるとよいでしょう。

まずチーズですが、自分の量を知り、種類を選んで食べるようにします。チーズはGI値が低めで、酒のつまみとしても悪くありません。しかし、やはり自分の適量を決める必要があります。そして種類としては、なるべく吸収の悪そうなものを選んでください。カマンベールのように脂肪が多くてクリーミーなものは避けて。溶けるチーズも吸収がいいからダメです。それからピザチーズも良くないけど、糖質制限にとっては、そもそも生地が小麦粉のピ

ザが問題外です。

ヨーグルトは無糖の小さいパック1個であれば、脂肪の有無は気にしないでＯＫ。低脂肪とはエネルギー量が低いという意味で、糖質制限には関係ありません。

ついでにここでバターと、乳製品ではありませんがマーガリンにも触れておきましょう。どちらもパンに分厚く塗らず、少量に止めるなら問題ありません。マーガリンには低脂肪をうたったものもあって、コレステロールを気にしている人には選択肢ですね。

しかしマーガリンに含まれているトランス脂肪酸には、一定量食べると悪玉コレステロールを増加させ、心筋梗塞のリスクを高めるというデータがあります。アメリカ、デンマークなどでは規制対象になっており、日本にも波及してくるかもしれません。

味噌汁は薄味に慣れ、低GI値の具材タップリに作るのがミソ

Q

味噌汁がないと食事をした気になりません。高血圧のもとですが……。

A

昔から味噌の塩分が血圧に良くないとされてきたのは事実です。でもこの優良健康食品を使わない手はありません。

味噌は原料が大豆の、日本が誇る健康食品。確かに塩分は多めですが、使い方を間違えなければ誰にでもオススメの調味料です。減塩をうたった商品も多々出回っていますから、それを使うのは一つの方法でしょう。でもいちばんいいのは、当然ながら使用量を減らすこと。要は薄味に慣れることです。味噌汁が大好きで毎食飲むなら、健康のためにもぜひ薄味に慣れてください。

なお、たっぷりの葉物野菜を中心に、きのこ類やワカメ、豆腐などで具だくさんに作れば、糖質制限にも好適な一品になりますよ。

鍋ものは、野菜を大量摂取する絶好の機会

Q みんなでワイワイやるすき焼きや鍋はどうでしょうか。参加できないと寂しいです。

A 鍋ものは野菜が多く、油も使わない健康メニューです。ただし、いろいろと自制心が試されます。

すき焼きは大丈夫。最初に肉を焼くときに少し油を使うけど、あとは煮ているだけだし、具材も牛肉、ねぎ、きのこ、春菊、しらたき、豆腐……と、よさそうなものがいっぱいです。それより一緒に食べるご飯のほうが問題。すき焼きはどうしても濃いめの味になりがちですが、あくまで基本の半膳をお忘れなく。

なお、市販の割り下には砂糖が大量に使われているから、使うなら量には要注意です。自分で味付けする場合も、意識して砂糖を減らすこと。

たいていの鍋ものは野菜が多いし油も使わないから、献立としては大いに勧められます。

ただ、みんなでつつくことが多いから、雰囲気にのまれて食べ過ぎる恐れがある。せっかく入っているたくさんの野菜を無視して、肉ばっかり狙ってしまう可能性もある。誰かが残り汁で作った雑炊につい手を出してしまうかもしれない。楽しい席にはいろいろ誘惑も多いです。己の限度量を念頭に、自制心を忘れずに。

制限食の宅配は、それぞれの事情に合わせた上手な活用を

Q 糖尿病食を宅配してくれるという広告をよく見かけます。利用してもいいですか。最近、歳のせいか毎日制限食を用意するのが億劫で……。

A **患者さんにも利用している人は結構多いようです。生活に合わせてうまく活用してみては。**

自宅で療養する人のために、個々の制限内容に合わせて調整した食事を宅配するシステムは、患者さんのなかにも使っている人が多いようです。他項で述べましたが、私は、血糖コントロールは普通の食生活を工夫し、なるべく余計なお金がかからないように行うべきものと考えます。

その点、食事の宅配は結構値段が張るから、やはり若い人には推奨しません。でも、歳をとったら食事を作るのが面倒になった、という声はよく聞きます。で、高齢の患者さんたち

に聞くと、夕食だけ宅配を利用している場合が多いらしい。だから、それぞれの事情が許す範囲であれば、高齢者の利用は賛成です。

ただ、似たような献立で飽きるから、一定期間とったら別の業者に変えることにしている、という話もよく聞きます。いっぽう、業者が増えて競争が激しくなったら味が良くなった、という声を聞くことも。

たくさん情報を集めて、上手に活用すればいいんじゃないかと思います。

サプリメントに過大な効果を期待してはいけない

Q 血糖をコントロールできるようなニュアンスで売られているサプリメントがあります。ああいう製品を利用してはダメでしょうか。

A どうしても飲みたければ止めないけど、医学的根拠があったとしても高が知れている、と私は思います。

私は基本的に、サプリメントについては否定派です。「血糖値が気になる人に」などの謳い文句に医学的根拠があったとしても、効果のほどは高が知れているからです。飲みたい人は別に止めないけど、値段が高いから継続性にも疑問符がつく。飲んでいる患者さんには、「あんまり効果はないよ」って言って、あとは干渉しないようにしています。

サプリでOKなのはビタミン剤と鉄剤ぐらいでしょうか。病院で出す鉄剤は、量が多くて気分が悪くなる人もいるので、そういう人にはいい。まあ、こういうものに頼らずに、日常の生活のなかで工夫してほしいと思いますが。

実例6

体重が減った！ 血糖値が下がった！
お饅頭とおせんべいの誘惑に打ち克った

Bさん（60歳、女性）

10年前から糖尿病で服薬中。栄養士の資格を持ち、理論も実践法も十分に分かっているのに、行動に結びつかない。それが問題の患者さんです。

「HbA1c8・0％以下にしたいな。今の状態だと心筋梗塞や脳卒中が心配ですよ」

「分かっています。分かってはいるんですけど……」

「血糖値は自分で測っていますよね。朝の空腹時で150を超えない、ときには90台の日が混じるように頑張って、と話したと思うけど」

「それが難しいんです。仕事でストレス感じると食べちゃうんです」

「忙しいと食べることで発散、ですか」

「仕事から帰るのが10時頃で、それから夕飯で、寝るのは12時ぐらいなんです」

「運動どころではない、週末もゴロゴロしてるだけ……。食事だけでも合格点でないと」

「先生に言われてカロリー計算もしてますが、どうしても止められないことがあって……」

「なんですか、それは」

「甘いものと辛いものが無性に食べたくなって、3時頃と夕飯のあとにおせんべいとお饅頭を……」

「……饅頭1個で200kcalはあるから、間食だけで500kcal以上食べていることになるね」

「こんな生活で血糖値が下がるはずがない、とは思っているんですよ」

Bさんのように、頭では完璧に分かっていて実行できないタイプは、インテリジェンスの高い人に多いようです。分かっているから「頑張る」「ダメだ」「頑張る」「ダメだ」の繰り返しになる。合併症が起きて本気になったが手遅れ、のケースも珍しくありません。

2か月後に来院しましたが、深刻そうな表情です。

「ずいぶん悪くなっていますよ。このデータだと、合併症はなんでもありです」

「そうなんです。最近、人の名前が全然覚えられないし、今やったことをすぐに忘れるし。血糖値が高いと認知症になりやすいって新聞に載ってたので、もう心配で心配で……」

「たしか、健常者の2・5倍くらいだったと思います」

「で、いろいろ考えたんですけど、自分では下げられないので入院させてください」

「いいですね。頭では分かっている1400kcalを、食べて実感してみてください。入院中は間食ができないから、血糖値はすぐ下がると思いますけど」

「入院して、下げて、再出発しようと思います」

入院による生活環境の変化をきっかけに、自分にとって快適な生活習慣を断ち切り、良いコントロール状態を持続できるようになる人はたくさんいます。しかし逆に、入院中だけ優等生で、退院したら2～3か月で元の木阿弥、という人も少なくありません。

退院後Bさんが受診しました。

「どうかな血糖値は。それと体調は、頭の調子はどうですか」

「血糖値は下がってきました。頭は相変わらずですけれど、眠気がとれました」

「血糖値が高くなると眠くなる人が結構多いようですね」

「最近は、評判の糖質制限食に挑戦しています」

「ほう。で、お米を減らしたり、お菓子やせんべいやジュースを止めたりしていますか」

「小さい茶碗にすりきり一杯。玄米や五穀米も食べます。おかずは魚と大豆と野菜中心で」

「続けられればすごいですね。おせんべいはどうしていますか」

「我慢できないときに、1枚だけ食べています」

「血糖値が下がっていますから、このまま糖質制限を続けてください」

2か月後、自信あり気な顔で診察室に入ってきました。

「データ、良くなっていますね」

「はい。それと、体重が3kg減って、60kgを切りました」

「糖質制限が軌道に乗ってきたというところですね」

「サラダにしたり、煮込んだりした野菜を最初に食べ、次におかずを食べて、それからご飯なら茶碗軽く1膳、食パンなら8枚切り1枚と決めています」

「おかずは具体的にはどんなものかな」

「肉も食べますけど、魚や豆腐・納豆が多いです。カロリーオーバーにも注意しています」

「おせんべいは」

「ときどき1枚だけ食べますが、代わりにご飯を減らします」

「糖質制限にハマってきたようですね」

「主食と間食を減らしても、おかずがかなり食べられるので、私には合っているようです」

「この調子で55kgを目指しましょう」

何度も何度もリバウンドを繰り返しているBさんですから、今後どのように推移するかは、正直予測不能です。55kgになるのを期待しつつ、経過を見ることにします。

スローな糖質制限・ケーススタディ

外食・惣菜購入時の工夫の仕方は？

Case.7

どうしても麺類が食べたくなったら、やや消化の遅いそばにする

Q ときどきラーメンなどの麺類が無性に食べたくなるんですよね。

A 決してお勧めはしませんが、どうしてもというなら麺はそばに。トッピングの工夫を忘れずにすることが大切です。

うどん、そうめん、冷麦、ラーメン、パスタ、スパゲティ。どれも原料は小麦粉なので、糖質制限の面からいえば止めておくべき食材です。また、汁やツユには塩がタップリ。糖尿病患者には高血圧の人も多いですが、血圧にもよくありません。

で、どうしても麺が食べたくなったら、あんまりお勧めはしないけど、麺類のなかでは消化の遅いそばにするしかないでしょう。ただし、麺だけのもりそば、かけそばはダメ。ご飯ばかりのおにぎりがダメなのと同じです。そばを注文するときは、てんぷらそばとかじゃなく、ワカメやきのこなど、油っ気がなくて食物繊維の多いものをトッピングしましょう。

ウナギは高エネルギーなので、量は控えめに

Q 取引先で、昼によくウナギをごちそうになります。こってりしていますが、食べていいんでしょうか。

A **こってりしているのはタレのせい。ウナギ自体は淡白でGI値も低いから、量を過ごさなければ問題ありません。**

ウナギも魚類ですからGI値は低いので、心配はありません。といってもエネルギーは高めだし、かば焼きならどの店の秘伝のタレにも砂糖がかなり入っていそうだから、量を考えながら食べるようにしてください。それと、ウナギを食べるなら普通は、うな丼かうな重ですよね。タレのしみたご飯の誘惑がかなり強烈ですが、頑張って残しましょう。

寿司はできるだけシャリを食べないよう工夫する

Q お寿司って、糖質制限では○と×の、魚とご飯の組み合わせになっています。食べてもいい？　良くない？

A **シャリを減らすようにすれば、寿司は悪くありません。**

寿司はネタが魚だし、油も使っていないので悪くないと思います。問題はシャリなので、客の要望を聞いてくれるお寿司屋さんなら、わけを話してシャリを小さめにして握ってもらうようにしましょう。回転寿司ならば自分で残すようにすればいいですね。あとは量に気をつけて。

ただし巻き物、特に太巻きはご飯が多すぎます。あっという間に炭水化物を大量に摂ることになっちゃうので、頼まないこと。

丼物より定食のほうが、ご飯の量をコントロールしやすい

Q 外食ではいつも、カレーライスや丼物を注文してしまいます。

A 上手に残すことを考えれば、外食はご飯やおかずの量がよく分かる定食スタイルがベターです。

定食っていうのはご飯やおかずの分量や種類がはっきり見える。だからご飯を残しやすいし、止めておいたほうがよさそうなおかずも分かりやすい。注文時に半ライスにしてもらうこともできるし。その点、カレーライスはご飯が減らしにくいうえ、かかっているルーに油がいっぱいで、具材にも血糖値を上げるニンジンやジャガイモが必ず入っている。そういう意味でお勧めできないメニューですね。かつ丼や天丼も、エネルギーが高いってことが頭に入っていて、ご飯を残せるのなら、ときどきは食べてもいいでしょう。もちろんその場合でも、できれば揚げ物でない親子丼や玉子丼など、そういう方向に考えることが大切です。

Q コンビニでおにぎりを買うならサラダも一緒に

コンビニに行くと、手軽なせいもあって、やっぱりおにぎりやサンドイッチを買ってしまいます。

A メニューにひと工夫。一緒にサラダも買って、それを先に食べるべし。

おにぎりもサンドイッチもコンビニの定番で人気商品だけど、どっちも炭水化物。特におにぎりは米だけだし、1個でもう半膳を超えるから本来はアウト。そこでコンビニでの工夫として、隣の棚にある野菜サラダも買ってきて、それを先に食べるのがいい。先に野菜を食べて血糖値とインスリンの急上昇をある程度コントロールするわけですね（58ページ図7参照）。

なにかおなかに入れておきたいというときには、忙しくてもすぐ食べられるゆで卵も、GI値が高くないので重宝。コレステロールは多いけど、1日1個なら許容範囲です。だからサラダ＋おにぎりより、サラダ＋ゆで卵のほうがいい。それから、コンビニでお弁当を買ったら、ご飯は半分残すこと。

スーパーで惣菜を選ぶときも、GI値に気を配る

Q 最近はどこのスーパーもお惣菜コーナーがすごく充実しています。安いし量も手ごろなので、つい手を出してしまいます。

A 血糖値が高い人は、できるだけ慎重に利用を。なにを使っているのか、表示が分かりにくい場合も多いので。

もちろん食品衛生法に準拠した材料で作られているのですが、糖質制限ってことでいえば、できるだけ慎重に利用したいもの。というのは、いろいろな添加物なども入っていて、表示が分かりにくい場合も多いからです。またスーパーのお惣菜には揚げ物や炒め物が多くて、エネルギーが高そうなものが目につきます。調味料の使い過ぎや栄養の偏りも気になる。だから、献立がちょっと寂しいな、というときに一品買うぐらいが適当ではないでしょうか。

売り場で注意したいことは、普段作っている献立の場合と変わりません。GI値の高い食品をざっと覚えておいて、選ぶときには思い出してみてください。

実例⑦

体重が減った！　血糖値が下がった！

医師・栄養士・看護師の連携指導で生まれ変わった

Cさん（58歳、男性）

職業は教師。45歳から服薬。50歳から当クリニック受診。血糖コントロールは非常に悪く、ずっとHbA1c９・０〜10％の状態。栄養指導を受けるよう指示しました。

《担当栄養士報告》

● 1回目：本人申告摂取量2000kcal「2食が外食で中華が多い。外食の選び方や残し方をマスターする必要あり。1日おきに夜食を食べる習慣なので、減らすよう指導した」

● 2回目：「外食は相変わらず1日2回。昨日は夜食にバータイプのスナック菓子と冷奴を食べている。夜食を摂るならトコロテンかメカブに、と指導」

●3回目：本人申告摂取量2300〜2400kcal「昼は学校の給食、夕は外食、帰宅後の夜食はラーメン。1食530kcalの目安量と、夜食は100kcal以内にするよう指導」

●4回目：本人申告摂取量2500kcal「夜食の回数が多く、そのコントロールが問題。内容は菓子パンやカップ麺が多い。飲酒習慣はない。転勤先が決まり、精神的に安定したという。寒いので、12月頃から運動はしていない。土・日曜だけでも歩くよう進言」

徐々に打ち解けて正直に話すようになったのか、申告摂取量が回を追って増えました。指導は全然実行せず、HbA1c 9・0〜10％のまま。その後の栄養指導では「受診後2〜3日は気をつけますが、あとは、まあいいやって、つい食べちゃいます」と本音を語っています。このときの報告は合計3000kcalで食事の改善なし。これで血糖値が改善するはずもなく、尿蛋白は陽性、眼底に小出血が増えました。そこで56歳時に入院を勧めることにしました。

「いつも通り悪いですね。特にダメなのは夜食でしょうか」

「生活がまるで変わっていませんから。疲れて帰ると、つい菓子パンやラーメンを……」

「栄養指導で炭水化物を減らすように言われたはずですが」

「はい。減らそうと思ってはいますが。運動も……」

「思っているが、運動もしていないと。HbA1c 10％では眼底と腎臓がもちませんよ」

「眼底はすでにレーザーで焼きました。ゆがんで見える部分がちょっとあります」

「ここのところずっと尿蛋白3＋です。腎機能が落ちると、週3回、1回4時間の透析が必要になります。大変ですよ。入院して、しっかり治療する潮時だと思います」

「そろそろだと思っていました」

というわけで、入院して血糖コントロール、合併症に関する精密検査、そして糖尿病に関する知識の再確認（教育）を行いました。今後の治療には、内服薬を続けつつ、1日1回持効型インスリンを自己注射するBOTという方法を選択。簡易型測定器による血糖値自己測定を指導し、原則として毎朝食前に測定して、データを受診時に持参するよう指示しました。

退院後1か月で受診。診察前に栄養相談と看護面談を行いました。

● 栄養相談「インスリンを打って安心し、2000kcalくらい食べているが、夜食はサラダにするなど工夫している。外食で油が多いので、どのように減らすかが課題。1日のバランスを考えて食べるよう話す。昼休みに40分程度、毎日運動している」

● 看護面談「インスリンが始まって油断したか、間食と夜食が増えた。退院後は仕事が精一杯で、自分の行動を記録できていない。血糖値自己測定も2回測ったら高かったので怖くなりそれきりに。本人の言動に危機感がなく、血糖値測定と自己管理の意味を再確認した」

「HbA1c 11・7%。入院前より悪いのはどうしてかな」

「インスリンを打ち始めたので血糖値は下がるのかと思い、食べてしまいました」

「怖くて血糖値が測れないようですけど、朝の血糖値は必ずチェックしてください。血糖値を確認して、その日の過ごし方を変える、これが基本です。インスリンは忘れずに打つこと。今の生活だと、どんどん太って、合併症も悪くなりますから最悪ですよ」

「分かりました。必ず測って、考えながら生活します」

2か月後：HbA1c 9・7%

●栄養相談「血糖値測定で、なにを食べると上がるか分かってきた。食事は3食＋15時トースト240kcal、23時30分夜食160kcal。昼食以降炭水化物過剰で、トースト中止を指示」

●看護面談「毎日昼休みに45分間歩いている。血糖値を毎日測定し、行動記録表をつけるように。少し危機感が出てきた。今回の行動目標は、歩行とインスリンの励行だけだったので、次回は食事についても目標に加えるよう勧めた」

3か月後：HbA1c 8・4％

●看護面談「夏休みに入り、間食、夜食がやや増えた。ただし夜に歩く時間も長くなった。運動と血糖値測定は習慣化しているので、食事についてひと工夫するよう提案」

6か月後：HbA1c 7・7％

●栄養相談「食事スタイルと量は安定。クッキーと野菜ジュースの間食も、土・日曜の運動の休憩時だけに。23時30分の果物も週末は少々増えるが、平日はリンゴ1個。現状に無理は感じていないようだ。継続の工夫、秋の果物の摂取量などを話し合った」

●看護面談「平日45分〜1時間、休日2〜3時間、ほぼ毎日歩いている。夜食やおやつはノンカロリーかローカロリーのものにしている。食べたら30分後に少しでも歩くように決め、実行している。以前のように看護師を避ける風はなく、積極的に話すようになった。頑張っていることを自分で実感しているようだ」

面談内容は、Cさんがこの6か月で大きく変わったことを見事に捉えています。スタッフとの良好なコミュニケーションが大きな役割を担ったことは間違いありません。私たちも医療チームの連携による指導の効果を実感しました。Cさんはその後も良いコントロール状態が続いており、合併症も完全に落ち着いています。

糖尿病最前線

現在の治療方針と画期的新薬

糖尿病治療の最新事情

最後におさらいの意味も含めて、最新の糖尿病治療の考え方、近年証明された医学の成果と治療法について述べておきたいと思います。

まず、発症のメカニズムについては、肥満によって太った脂肪細胞が、インスリンを効きにくくするアディポカインを分泌して、結果的に糖尿病に至る。太った脂肪細胞はまた、他の病気を引き起こす物質も出している。これが定説になってきました。

しかし「メタボリックメモリー」の項（46ページ）で触れたように、発症からの10年間に厳格な血糖コントロールを行い、ＨｂＡ１ｃを正常域（7％未満）に近づけることができれば、合併症の発症・進展についてのアドバンテージ、すなわちメタボリックメモリーが得られます。発症から20年後でも網膜症や腎症の抑制効果は持続し、心筋梗塞や総死亡率についても減少効果が表れてくるのです。

したがって糖尿病と宣告されたら、根拠もないのに大丈夫だろうと高をくくってはいけません。自覚症状がまったくなくても、体調が極めて良くても、病院が大嫌いでも、そのまま放っておいてはいけません。とにかく自分は糖尿病という恐ろしい病気にかかっているのだということを自覚し、医師の指示に従ってすぐに血糖コントロールを始めなければなりません。医師も当然ながら、早期の対処を指導します。

ただし、高齢であるとか、すでに発症から長い年月が経っている人については、あまり頑張ってはいけないことも明確になっています。世界基準のHbA1c 6・5%に対して、7・5%から8%ぐらいと、かなり高いところで維持するのが安全なのです。悪い数値のように思えますが、このような人にとっては〝まあまあ〟なのです。健康な人なら6・5%未満が目標ですが、インスリンを使っているような重症の人を6・5%目指してどんどん下げてしまうと、今度は低血糖が起きてしまいます。これは心臓・血管系に大きなダメージを与え、最悪の場合、死んでしまうことだってあります。この事実が明らかになったことは、実に大きな進歩だと思います。

歳をとったらHbA1cは8%を切れば十分

私は最近、高齢（75歳以上）の患者さんに対しては、コントロールの目標をすごく緩め、昔より0・5%ぐらいうえに設定しています。高齢だとHbA1c 8・0%ぐらいで十分なのです。だから8%以上ある人に対して8%を切れとは言いますが、7%を切れとは言いません。健康な人、予備軍の人だと、6・5%になったら大騒ぎするけれども、すごく高い人は8%が切れればいい。もちろん7%近辺にいる人には7%を切りなさいと言います。つまり病歴と最近の数値によって出す指示が昔と変わってきたわけです。昔は8・5%ある人にも7%を切りましょうって話していました。でも、大きく下げさせて低血糖を起こすほうが、よっぽど予後が悪いのです。

2010年、血糖値はあまり下げずに、7・5%から8%でいいのではないか、という報告がイギリスのデータベース調査から出ました。50歳以上の約2万例を集めて総死亡率との関係を見ていますが、これもやはり8%ぐらいが最も死亡率が低い。つまり心筋梗塞や脳卒中が少ないのです。

要するに、頑張って下げすぎたらかえって危険だから、糖尿病の人（特に高齢者）は頑張りすぎないほうがいい。数年にわたって高い人は7・5％から8％でいいということです。

さて、食事療法と運動療法だけでは下げられず、薬を使ってコントロールする必要がある場合、薬剤の選択が大切です。そしてやはり要注意なのが低血糖です。

糖尿病用の薬剤についても、大きな進展がありました。ＤＰＰ４阻害薬＝インクレチン関連薬と、ＳＧＬＴ２阻害薬の二つが登場したのです。両者とも画期的な薬です。この2剤のおかげで、ほんの5年で糖尿病の治療自体がガラリと変わることになりました。患者さんにとってより負担の少ない状況になってきたことは間違いありません。

薬の進歩❶ ＤＰＰ４阻害薬＝インクレチン関連薬

インクレチンは、小腸内に食事内容が流入して血糖値が高くなると、腸の細胞から分泌されるホルモンです。膵臓からのインスリン分泌を促進しますが、短時間で酵素によって分解されてしまいます。ですから、分解する酵素（ＤＰＰ４）を抑えることができれば、インスリンの効果が高まるわけです。そこで、そういう働きをするＤＰＰ４阻害薬という薬が２００９年に出され、爆発的に売れました。糖尿病の人に対して、単独ならば低血糖を比較的気にしないで投与できるため、現在の第１選択薬になっています。これまでの薬だと、血糖値が下がりすぎてしまうことがありましたが、ＤＰＰ４阻害薬は上がったときだけ効いてくれます。副作用をあまり気にしなくていい便利な薬なのです。

ただ、当然ですが、食事療法をきちんと行っていることが前提です。これを飲んでいるからといって、健康な人と同じ食生活ができるわけではありません。

薬の進歩❷ ＳＧＬＴ２阻害薬

もう一つは、２０１４年に発売されたＳＧＬＴ２阻害薬です。これはブドウ糖が腎臓に取り込まれるのを阻害して、尿と一緒に出してしまいます。本来なら尿細管に排泄されたブドウ糖はほとんどが尿細管に再吸収され、血液中に戻ってしまいます。ところがこの薬はエネルギー源の糖をほとんど体外に出してしまうわけで、当然血糖値は下がるし、体重も落ちます。これまでにまったくなかったタイプの薬です。２０１５年、このタイプの薬によって、心臓・血管系合併症が減少する、という画期的データが発表されて評判になり、いろいろとマスコミにも取り上げられました。

ただし問題点もあります。ブドウ糖を排出するけれど、一緒に水も出してしまうので、脱水になりやすく、慎重に使う必要があるのです。ということになると、75歳以上の人には、積極的には使いにくい。また体重が落ちるから、痩せた人にもちょっと使いにくい。そういう制約があります。

太った人には使いやすいけれど、誤解してはいけないのは、これは「痩せ薬」ではないということです。食事の許容限度を守れば必ず３kgぐらいは落ちます。でもこの薬を使っているからといって、許容量以上に食べてしまえば、下がった体重も元に戻ります。

もちろん薬に頼るばかりではいけませんが、少しでも状況を改善するためには大いに利用すべきでしょう。

糖尿病についての最新の考え方と治療法、進歩した新しい薬、そして普段からの習慣としてのスローな糖質制限。病院（医師、看護師、栄養士、薬剤師、医療スタッフ）と十分連携をとりながら、ぜひ上手に血糖値をコントロールし、糖尿病を抑え込み、快適な生活を送ってください。

おわりに

本書では、糖尿病の方、予備軍の方、血糖値が高めの方に、ゆっくり無理をせず、スローに行う糖質制限を提案してきました。日々外来診療で数多くの患者さんと接していると、治療や食事について、実にさまざまな問いかけがあります。あやふやな理解のままでは食事療法にも身が入りませんから、私はいつもきちんと納得してもらえるまでお話しするようにしています。そんな診察室でのやりとり、現場の声をできるだけ反映させ、血糖値や糖質制限についての「こんなときにはどうしたらいいの？」という皆さんの疑問に、極力具体的にお答えするように努めながらまとめたつもりです。

糖尿病は恐ろしい病気ですから、もちろん甘く見てはいけません。しかし上手に血糖をコントロールすれば、むやみに恐れる必要もありません。私が血糖と体重のコントロールに最も効果があり、気軽にチャレンジできて最も長続きする方法だと考えているスローな糖質制限を、本書をきっかけに一人でも多くの方に知っていただき、そして実践していただけるよう願っています。

なお、読者の皆さんのなかには、糖尿病だけでなく高血圧、脂質異常症、痛風などの生活習慣病を治療中の方も多いと思います。心筋梗塞や脳卒中、慢性腎臓病などを合併している方もいらっしゃるでしょう。スローな糖質制限は非常に安全な食事療法ですが、自分の身体の状態を考えて少しでも不安があるときは、主治医とよく相談してから始めるようにしてください。

また、ダイエットの方法として昨今マスコミを賑わしているような極端な糖質制限は、私が考える血糖コントロール法としてのスローな糖質制限とはまったく別物です。大きな危険を伴いますので、絶対に止めるようお願いします。

この本は島﨑勁一氏の勧めで書き始めました。最終段階で時間がかかりましたが、編集担当の伊藤晴美氏、浅倉孝氏に多大なご助力をいただき、完成することができました。深謝いたします。

またこの本の核心部分であるケースレポートおよび各種データは、三楽病院附属生活習慣病クリニックのスタッフ全員の協力によりでき上がったものです。心より感謝いたします。

二〇一八年三月

田上　幹樹

◆著者略歴◆

田上 幹樹（たがみ・もとき）

1945年埼玉県川越市生まれ。東京医科歯科大学医学部卒業後、同大学第三内科入局。医学博士。現在、東京都教職員互助会三楽病院附属生活習慣病クリニック名誉院長。40年以上にわたり糖尿病および高血圧の臨床治療の第一線で活躍、かたわら患者会「みらく会」を組織し、患者とその家族への啓蒙活動にも力を入れている。著書に『糖尿病の話』『生活習慣病　肥満・糖尿・高血圧』（以上、ちくま新書）、『懲りない患者　快適習慣の落し穴』『それは患者の責任です』（以上、NHK出版生活人新書）など多数。

血糖値が下がる！　体重が減る！

スローな糖質制限

2018年5月15日　第1版第1刷発行

※定価はカバーに
表示してあります。

著　者——田上 幹樹

発　行——有限会社 唯学書房

〒113-0033　東京都文京区本郷1-28-36
鳳明ビル102A
TEL　03-6801-6772　　FAX　03-6801-6210
E-mail　yuigaku@atlas.plala.or.jp
URL　https://www.yuigakushobo.com/

発　売——有限会社 アジール・プロダクション

デザイン——大野ユウジ（シー・オーツーデザイン）

印刷・製本——中央精版印刷株式会社

ISBN978-4-908407-16-1 C2047